CURARSI
CON LE ERBE
E CON LE PIANTE

D1728568

DEMETRA

FOTOGRAFIE
Archivio Demetra, A. Testi

DISEGNI
M. Stoppele, F. Lovati, U. Tosco, I. Puccinelli, A. Datteri

REDAZIONE E IMPAGINAZIONE
G. Vitale

ISBN 88-440-2636-8

Ristampa	Anno
4 3 2 1 0	2006 2005 2004 2003

Stampato presso Giunti Industrie Grafiche S.p.A. – Stabilimento di Prato

Una Natura che Cura

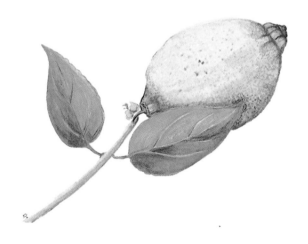

CONOSCERE I PRINCIPI ATTIVI

*Da sempre l'uomo
ha cercato rimedio
alle proprie malattie in ciò
che la natura gli offriva*

Con il passare dei secoli, la verifica scientifica ha confermato la fondatezza di molte di quelle che un tempo venivano considerate credenze popolari, basate all'apparenza più su un effetto placebo del rimedio che su una sua reale azione terapeutica. Molti medicinali moderni contengono (o ricreano con un processo di sintesi, così da garantire la produzione su larga scala) proprio i principi attivi delle erbe medicinali, sostanze da cui dipende l'azione terapeutica.
Nel corso del loro processo metabolico le piante generano diversi tipi di sostanze. Alcune di queste vengono accumulate come elementi di rifiuto oppure come riserve cui attingere in situazioni particolari: al momento della germinazione, per esempio, o nella difesa dai parassiti, o semplicemente per evitare che nello stesso sito si sviluppino altre piante che altrimenti sottrarrebbero spazio e nutrimenti. La presenza e la quantità di queste sostanze di riserva dipendono dall'età, dal periodo vegetativo, dalle condizioni ambientali, fisiche e climatiche in cui si trova la pianta.

- I GLUCOSIDI: sono composti derivati dalla combinazione di una frazione glucidica (zuccherina) con altre molecole di varia natura chimica dotate di una funzione alcolica. Possono essere di natura differente e, a causa dell'elevato potere che esercitano sull'organismo umano, possono risultare estremamente velenosi se ingeriti. La medicina impiega in dosi infinitesimali soprattutto i glucosidi cardiotonici (per rafforzare l'attività del miocardio), i cardiocinetici (importanti stimolatori del cuore) e gli antrachinonici (per curare alcune affezioni dell'apparato digerente). Ricordiamo anche i cianogenetici, pericolosissimi perché in dosi elevate provocano l'arresto respiratorio e cardiaco.

Rientrano nel gruppo dei glucosidi anche le **saponine**, così chiamate a causa della loro proprietà schiumogena. Queste sostanze sono un potente veleno per il sangue, poiché a contatto con esso provocano il processo emolitico, ossia hanno la proprietà di far uscire l'emoglobina dai globuli rossi, con conseguente distruzione degli stessi. Producono inoltre un effetto irritante sulle mucose, senza contare che alcune sono tossiche, come quella del gittaione, che, assorbita dal canale intestinale, causa avvelenamento.

In campo medicinale le saponine vengono utilizzate come espettoranti per l'effetto stimolante che possiedono nei confronti delle mucose, con conseguente riflesso sull'aumento della secrezione bronchiale. Tale caratteristica le rende utili per combattere le affezioni delle vie respiratorie.

● GLI ALCALOIDI: sono composti organici azotati, con struttura chimica diversa e assai complessa, ma accomunati dalla reazione alcalina. La loro funzione vegetale non è ancora del tutto chiara, ma è certo che svolgono un'intensa azione biologica, eccitante o de-

PRINCIPI ATTIVI

La virtù medicinale che caratterizza una pianta è correlata al tipo e alla quantità di principio attivo in essa presente. È importante tenere presente che i principi attivi, proprio per la loro natura, possono essere utilizzati a scopo terapeutico se in piccole dosi, ma possono risultare molto pericolosi se in quantità eccessiva o comunque non idonee all'organismo o, ancora, in caso il soggetto non sia compatibile con determinate sostanze.
L'impiego delle erbe può quindi costituire una buona fonte di terapia in tutti i piccoli disturbi quotidiani che non rappresentano uno stato di malattia per l'individuo. È importante invece che, **in caso di disturbo grave o di malattia vera e propria, si faccia sempre riferimento a un medico prima di assumere qualsiasi tipo di prodotto, anche se di tipo naturale**. Anche le piante (come si vede dalle schede di questo volume) presentano tutta una serie di avvertenze e controindicazioni che non vanno mai prese sottogamba.

primente, sulle funzioni dell'uomo e degli animali.
A questo gruppo appartengono sostanze pericolose, ma assai importanti per la medicina, che le usa in dosi minime: stricnina, efedrina, morfina, scopolamina, josciamina ecc.

● GLI OLI ESSENZIALI: sostanze oleose non solubili in acqua (mentre lo sono in alcol, etere o solventi organici) e dotate di elevata volatilità (soprattutto in vapore acqueo) e intenso profumo. Una delle tecniche più usate per estrarli è la distillazione in corrente di vapore; si possono estrarre anche per semplice spremitura della scorza, nel caso di taluni frutti, o mediante l'impiego di solventi organici o grassi.
Nelle piante gli oli essenziali si trovano generalmente nei peli ghiandolari e nei tessuti superficiali di foglie, fiori e frutti. La loro funzione nei vegetali non è certa: probabilmente sono utili alla difesa dai parassiti, a rendere la pianta sgradevole per gli erbivori, ad attirare gli insetti impollinatori ecc.
Sono dotati di diverse proprietà: taluni sono antisettici, altri agiscono sull'apparato cardiocircolatorio, respiratorio, nervoso, digerente, endocrino e urinario. Il loro impiego è esteso anche all'industria cosmetica, che li utilizza per profumi e altri prodotti.

● I TANNINI: sono complesse combinazioni organiche solubili in acqua e alcol, presenti in grandi quantità nei vegetali. Dotati di potere astringente, sono utili nella cura delle ferite e nella ricostruzione dei tessuti danneggiati.

Particolarmente ricchi di tannini sono cortecce, radici, frutti, foglie e galle. Per uso esterno i tannini trovano impiego per combattere emorroidi, ferite, gonfiori, infiammazioni, mentre per uso interno servono a contrastare le diarree e le enteriti. Difficili da digerire, possono provocare disturbi gastrointestinali se assunti in grandi quantità.

Vengono utilizzati a livello industriale per la concia del cuoio, data la capacità di trasformare sostanze proteiche gelatinose in sostanze insolubili e imputrescibili.

- LE SOSTANZE AMARE: frequenti in alcune famiglie botaniche, presentano una composizione chimica alquanto variabile e rivelano al palato un sapore amaro. In campo medicinale vengono utilizzate di solito sotto forma di estratti alcolici. Certune, ingerite in dosi appropriate, stimolano l'emissione dei succhi gastrici facilitando il processo digestivo. Questa prerogativa viene sfruttata dall'industria per aromatizzare bevande e altri prodotti con funzione aperitiva e digestiva.

- MUCILLAGINI E AMIDI: le mucillagini sono il prodotto di processi vegetativi vitali. Chimicamente si tratta di polisaccaridi eterogenei che, a contatto con l'acqua, si dilatano formando soluzioni colloidali viscose.

In medicina dimostrano una certa efficacia nel contrastare le infiammazioni delle vie respiratorie, le irritazioni del tubo digerente e le infiammazioni intestinali.

Gli amidi derivano invece dalla trasformazione dello zucchero e possono assumere aspetti differenti. Facilmente digeribili dal corpo umano, entrano nella composizione di molti prodotti dietetici. In medicina trovano impiego come basi polverose amorfe da aggiungere ai medicinali con funzioni di supporto.

Tra gli altri principi attivi contenuti nei vegetali, ricordiamo infine vari **elementi minerali** nonché le **vitamine**, tutte sostanze indispensabili alla vita dell'uomo ma che il nostro organismo non è in grado di sintetizzare. Esse sono presenti soprattutto nella frutta e negli ortaggi.

LA RACCOLTA DELLE ERBE

*L'arte di sapere
quando e che cosa
raccogliere*

Forse uno degli aspetti più piacevoli della scelta di una terapia di tipo erboristico consiste proprio nel poter raccogliere autonomamente le proprie "medicine" approfittando di qualche passeggiata o dedicando un piccolo angolo del giardino alle erbe officinali. La raccolta va però fatta seguendo alcuni criteri importanti, indispensabili a garantire la nostra salute.

Innanzitutto si deve essere in grado di **identificare** con assoluta certezza il vegetale che s'intende utilizzare. Mentre piante come l'ortica o alberi come il noce sono talmente diffusi e conosciuti da es-

---

LA RACCOLTA IN NATURA

In caso di insicurezza o di inesperienza, è sempre meglio chiedere il parere di una persona qualificata e più esperta o, se proprio si vuole non correre alcun rischio, scegliere la strada più semplice e sicura: acquistare le piante medicinali presso un negozio autorizzato.

---

sere facilmente individuabili a colpo d'occhio da chiunque, il riconoscimento di altre specie con cui si ha minore dimestichezza può presentarsi più difficile. Purtroppo molte specie tossiche sono as-

sai simili ad altre consigliate a scopo terapeutico, e confondere un vegetale con un altro può essere causa di inconvenienti non privi di pericoli seri, se non addirittura mortali.

Una volta deciso di raccogliere in natura le piante medicinali da usare, raccomandiamo di scegliere il luogo di raccolta **lontano da fonti di inquinamento**, come terreni industriali, strade percorse da traffico automobilistico, zone agricole in cui si effettuano trattamenti chimici, centri abitati. Molto meglio, come s'è detto, riservare un angolo del giardino o del balcone (qualora se ne abbia la possibilità, è ovvio) alla coltivazione delle piante aromatiche e medicinali: già il solo dedicarsi al verde aiuterà certamente a rilassarsi e darà molte soddisfazioni (anche questo costituisce una valida terapia).

Inutile però cercare di coltivare un vasto parco di specie vegetali; meglio selezionare con cura le erbe più spesso utilizzabili per i piccoli malesseri quotidiani, in modo da costituire un utile "pronto soccorso verde" che contenga in più un buon numero di aromatiche, il cui uso è sempre di buon auspicio in cucina.

Quando raccogliere

Le piante medicinali vanno raccolte al giusto grado di maturazione, vale a dire nel momento in cui contengono un elevato numero di principi attivi. A seconda della parte utilizzata, si distinguono – pur con una norma generale – vari periodi di raccolta.

- FIORI: all'inizio della fioritura, quando non sono ancora completamente aperti, oppure nel corso della fioritura.

- FOGLIE: in genere poco prima della fioritura, quando sono completamente sviluppate ma ancora giovani.

- STELI E PARTE AEREA: nello stesso periodo consigliato per le foglie, in genere poco prima della fioritura o durante.

- BULBI: dopo la fioritura, quando la parte aerea inizia ad appassire.

- RADICI E RIZOMI: quando la pianta è in riposo vegetativo, in genere in autunno per le annuali o biennali e all'inizio della primavera per quelle perenni.

- TUBERI: al momento della fioritura, quando sono più ricchi di sostanze nutritive.

- CORTECCIA: quella delle conifere e delle piante resinose in primavera; per gli altri alberi, in inverno se adulti, in autunno se giovani.

- FRUTTI: quando sono in piena maturazione e cambiano colore.

- SEMI: come per i frutti, quando sono in piena maturazione e la pianta inizia a seccarsi (poco prima che li perda autonomamente).

Allorché si ricerca una pianta, si tenga presente che, a seconda della latitudine, del clima, dell'altitudine e di altri fattori, il ciclo della stessa può variare. Ne consegue che un vegetale, che in riva al mare fiorisce per esempio in maggio, al nord o in pianura può fiorire con qualche settimana di ritardo. Ma anche tutte le altre parti della pianta rifletteranno questa sfasatura, inducendo a posticipare o ad anticipare la raccolta.

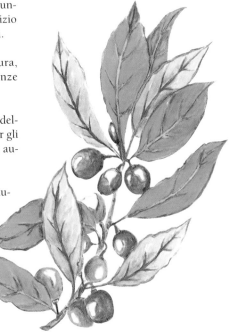

CONSERVARE LE ERBE MEDICINALI

*La raccolta più accurata
può essere del tutto
vanificata da un'errata
conservazione*

Per le erbe destinate a essere conservate occorre seguire alcuni accorgimenti al momento della raccolta. Le parti vegetali non devono essere raccolte bagnate (né dalla rugiada o dalla pioggia, né dall'acqua di annaffiatura), perché l'eccessiva umidità può alla lunga causare fermentazioni o deterioramento. Il momento migliore per la raccolta stessa è la mattina, quando la rugiada si è già asciugata ma il sole non è ancora troppo forte, oppure la.sera verso il tramonto. Per non ridurre le virtù medicinali è meglio che le parti da conservare non vengano lavate in acqua: sarà sufficiente strofinarle con un panno umido.

Per quanto riguarda la conservazione domestica, mentre per le erbe a uso alimentare si potrà ricorrere anche alla congelazione o alla conservazione sott'olio, per quelle officinali sarà meglio procedere all'**essiccazione** (tralasciando la distillazione o l'estrazione degli oli essenziali). La procedura di essiccazione è un'operazione che va eseguita con particolare attenzione, poiché da essa dipende l'integrità delle proprietà terapeutiche.

Consigli per l'essiccazione

- La pianta va mondata di eventuali parti deteriorate o colpite da parassiti e

malattie. A meno di indicazioni particolari, le parti raccolte non vanno lasciate al sole, per non alterarne i principi attivi, e nemmeno si devono essiccare a calore eccessivo.

- Nel caso si utilizzi il forno, è bene non superare i 30-35 °C per le parti aeree e i 50-60 °C per radici e rizomi.
- Se non si usa il forno, in genere la pianta va essiccata in locali ombrosi, asciutti, ventilati, in cui la temperatura si mantenga costantemente intorno ai 20-30 °C (in inverno si ricorrerà a termosifoni elettrici o ventilatori ad aria calda).
- Il tempo di essiccazione varia a seconda della parte utilizzata. In genere si consigliano 15-20 giorni per radici, fusto e cortecce, 8-10 giorni per le foglie, 3-4 giorni per i fiori.
- Prima di essere sottoposti al processo di essiccazione, tuberi, radici e rizomi

---

DETENZIONE DI DROGHE

Con il termine "droghe" si intende quella o quelle parti di pianta essiccata in cui si riscontra la massima concentrazione di determinati principi attivi.
Importante è ricordare che la raccolta, la detenzione, l'utilizzazione e la coltivazione delle piante officinali, ossia di quei vegetali in grado di fornire medicamenti detti "droghe", in Italia sono disciplinate da apposite leggi.

---

vanno puliti con cura e tagliati a pezzi (4-5 cm), a listarelle o spezzati a seconda delle dimensioni. Possono poi essere essiccati al sole o in forno.

- Fusti e steli con foglie e fiori andranno raccolti in fasci lenti e appesi capovolti nel locale d'essiccazione. Potranno anche venire stesi in strati sottili (3-4 cm) su graticci appositamente predisposti, rigirandoli più volte nel corso del procedimento perché si essicchino in modo uniforme e non subentrino processi di fermentazione.

- Le erbe potranno dirsi perfettamente essiccate non appena diverranno fragili. Da questo momento andranno sempre maneggiate con cura, così da non sbriciolarle. Dalla pianta seccata si potranno staccare le foglie più grandi, mentre sarà bene conservare insieme i rametti più esili e le foglie più piccole. Un metodo certo per controllare la corretta essiccazione consiste nel mettere una parte della pianta in un vasetto a chiusura ermetica: se dopo qualche giorno sulle pareti del vaso non compaiono segni di umidità, la droga può essere messa in dispensa.

- I semi potranno essere estratti dalle ombrelle essiccate semplicemente strofinandole tra le mani o battendole piano su un foglio di carta. Andranno poi essiccati ulteriormente per altri sette giorni, dopo averli passati attraverso un setaccio per pulirli da polvere e frammenti di pianta.

- Le droghe vanno conservate in vasetti di terracotta o vetro chiusi ermeticamente, sacchetti di carta, scatole di cartone o latta stagnata. I contenitori vanno etichettati con nome e data di inizio conservazione e poi posti al riparo da luce, umidità e polvere.

- È sempre preferibile non conservare mai le erbe in quantità eccessiva, perché spesso i principi attivi si volatilizzano con l'andare del tempo. La morte della cellula vegetale, infatti, non avviene in modo repentino, cosicché una certa attività biochimica prosegue ancora per un certo periodo anche dopo l'essiccazione. In genere si consiglia di rinnovare ogni anno (meglio ancora ogni sei mesi) le scorte del pronto soccorso verde.

Avvertenze per la raccolta

Alcune piante, a causa della raccolta indiscriminata che ne è stata fatta in passato e dell'inquinamento, sono diventate oggi meno diffuse di un tempo, se non addirittura rare. Per questo motivo alcune regioni hanno messo sotto protezione il proprio patrimonio floristico, ed è quindi bene informarsi di volta in volta delle norme di raccolta esistenti, così come è bene non effettuare raccolte in parchi e riserve naturali.

I MODI DI PREPARAZIONE

*A seconda di come saranno
usate, le piante medicinali
si possono preparare
in molti modi diversi*

I modi di assunzione delle piante medicinali sono numerosi. Quelli qui presi in esame sono tutti facilmente applicabili in ambito domestico, mentre tralasceremo quelle che vengono generalmente definite "preparazioni galeniche", che di solito si acquistano in farmacia e che richiedono i dosaggi e la consulenza di un farmacista o di un erborista esperto.

PREPARATI A USO INTERNO

Tisane
Sono preparati che sfruttano l'effetto solvente dell'acqua, sia calda che fredda. I procedimenti per la loro preparazione sono principalmente tre: infuso, decotto e macerato. Di volta in volta, a seconda del tipo e della parte di pianta utilizzata, si sceglierà il più adatto. Si deve tenere presente che le erbe aromatiche e i fiori (tranne alcune eccezioni) non devono essere bolliti, perché il calore distruggerebbe i principi attivi in essi contenuti; in questi casi sarà bene preferire l'infuso o la macerazione. Per parti di vegetali più dure (bacche, corteccia, semi, radici) si potranno invece scegliere la decozione o la macerazione.

Nel caso si desideri rendere le tisane più gradite al palato, si consiglia l'uso del miele vergine integrale, che, essendo ricco di principi naturali, si sposa bene con le erbe.

● INFUSO: si utilizza per tutte le erbe particolarmente ricche di principi attivi che si volatilizzano velocemente al contatto con liquidi o calore. Si versa acqua calda sulle droghe poste in un recipiente di vetro o terracotta; dopo un periodo di riposo o infusione (5-10 minuti), si mescola e si filtra. L'infuso va assunto subito dopo la preparazione, per evitare che i principi attivi si disperdano con il vapore.

● DECOTTO: la droga va posta in acqua fredda in un recipiente provvisto di coperchio e portata a ebollizione, lasciando poi sobbollire per un tempo variabile dai 5 minuti (fiori, foglie, parte aerea) ai 10-20 minuti (radici, cortecce, frutti). Come l'infuso, va assunto subito per evitare il disperdersi dei principi attivi.

● MACERATO, TINTURA, OLEOLITI: preparati che richiedono un tempo maggiore dei due precedenti. Le droghe vanno poste a riposare in acqua fredda (o anche in olio, vino, alcol, sempre a freddo) per un periodo che varia da un giorno a più settimane a seconda del tipo di erba e del tipo di solvente (liquido) utilizzato. Tutte le operazioni vanno eseguite a freddo.

UNA NATURA CHE CURA

Vini medicamentosi

Non si può mancare di segnalare questa forma di preparati, una buona usanza del passato che sta ritornando in auge assieme alla passione per la raccolta delle erbe. La loro preparazione richiede l'uso di vini, bianchi o rossi, di buona gradazione (anche marsala o porto), seguendo attentamente le dosi e le modalità descritte nelle ricette. Si somministrano poi a cucchiai o a piccoli bicchieri.

Sciroppi

Sono il tipo di preparazione a cui far ricorso specie nel caso si vogliano curare bambini, ai quali può risultare sgradevole il sapore delle erbe in tisana. Gli sciroppi altro non sono che un liquido denso a base di zucchero o miele, in cui è stata disciolta una data dose di preparato di erbe.

PREPARATI A USO ESTERNO

- POLVERE: dopo averle essiccate, si polverizzano le erbe e si setacciano. Le piante così ottenute possono essere impiegate nella cura delle affezioni della pelle con funzione assorbente o protettiva.

- BAGNO: prevede l'immersione del corpo o di una sua parte in una soluzione acquosa arricchita da un infuso o un decotto, per un tempo di solito inferiore ai 20 minuti. Il bagno vero e proprio comporta l'immersione del corpo del paziente fino all'altezza del torace (cuore escluso); il semicupio si limita all'immersione fino all'altezza dei reni, con un quantitativo di droghe dimez-

zato rispetto al bagno completo; il bagno locale, infine, si concentra su una parte ridotta del corpo, come mani, piedi, occhi.

- CATAPLASMA O IMPIASTRO: è un preparato di consistenza molle confezionato con piante fresche pestate o con droghe polverizzate, e quindi cotte in acqua o latte o a vapore fino a ridurle in pasta. Si stende, tiepido o freddo, su una garza e si applica sopra la parte dolorante.

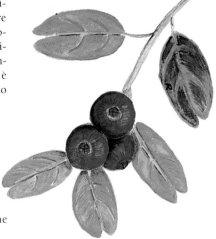

- COMPRESSA: è una pezzuola prima immersa in un preparato vegetale (infuso, decotto, succo ecc.) in modo che si imbeva, poi applicata sulla parte dolorante per un tempo prescritto; può essere calda o fredda.

- ENTEROCLISMA E IRRIGAZIONE: è l'introduzione di un preparato liquido, per mezzo di una cannula o di una peretta, nel canale anale (enteroclisma) o in quello vaginale (irrigazione); ma anche nel condotto uditivo tramite una siringa privata di ago. Il preparato non dovrà essere né troppo freddo né troppo caldo (intorno ai 30-35 °C).

• GARGARISMO E SCIACQUO: è la procedura che prevede l'immissione a piccoli sorsi di un preparato liquido nella bocca, la sua agitazione per disinfettare le parti malate, infine l'espulsione senza inghiottirlo.

• LOZIONE: liquido (perlopiù infuso o decotto) in cui s'imbeve un batuffolo di cotone che poi viene passato delicatamente sulla parte da curare. Le lozioni impiegate per frizioni e massaggi, invece, sono di solito oleoliti o macerati alcolici.

• POLPA E SUCCO FRESCHI: la pianta fresca viene ridotta in polpa mediante l'utilizzo di un frullatore o di un mortaio; se poi se ne vuole usare solo il succo, occorre passare la polpa in un telo a trama fine e strizzare il tutto. Per ottenere il succo, in taluni casi si potrà usare anche uno spremiagrumi o una centrifuga. In entrambi i casi oc-

corre impiegare il preparato immediatamente, o comunque entro breve tempo, conservandolo in frigorifero poiché facilmente deteriorabile.

• POMATA E UNGUENTO: preparati semiliquidi di erbe mescolate a sostanze grasse (in casa spesso vengono utilizzati olio o burro) per poter essere agevolmente massaggiate sulla parte da curare.

• SUFFUMIGIO E FUMIGAZIONE: si dice "secco" quando si bruciano determinate quantità di vegetale sopra un braciere e se ne aspirano i fumi con il naso; si dice invece "umido" allorché si pongono i vegetali in una pentola d'acqua bollente e si aspirano i vapori che ne scaturiscono.

ATTENZIONE ALLA PELLE

In tutte le applicazioni esterne è importante che la pelle sia assolutamente integra; l'applicazione su ferite aperte va fatta soltanto dove specificamente indicato e dietro consiglio medico poiché, a contatto con erbe o altri agenti, le ferite possono facilmente infettarsi.

DOSI E TEMPI DI ASSUNZIONE

UNA NATURA CHE CURA

*A ciascuno la sua dose,
a ogni preparato il suo
momento della giornata*

L e dosi proposte nelle ricette di questo volume devono ritenersi indicative. È bene non dimenticare inoltre che esse corrispondono mediamente a quelle che potrebbero risultare idonee per una persona adulta e sana, e quindi possono variare, per difetto o per eccesso, in relazione a diversi fattori e situazioni individuali (età, stato psicofisico, sensibilità, gravidanza ecc.).

Nei soggetti anziani possono venire anche ridotte a meno di metà, mentre misure molto minori (anche non superiori a 1/8 o a 1/10 di quelle indicate) possono essere più che sufficienti per bambini piccoli. In ogni caso è indispensabile consultare sempre un medico e attenersi alle sue prescrizioni prima di intraprendere qualsiasi cura che comporti l'uso di piante medicinali.

Queste misure devono ritenersi indicative, in quanto possono variare anche sensibilmente a seconda sia della diversa capienza di uno stesso tipo di contenitore sia del tipo di droga o di liquido impiegato (fiori, foglie, radici, cortecce; liquidi acquosi, oleosi, vinosi, alcoolici ecc.).

Quando assumere i preparati

Per risultare maggiormente efficaci, i preparati con erbe medicinali vanno assunti seguendo le indicazioni, seppur generiche, di seguito riportate.

● AL MATTINO A DIGIUNO: depurativi, lassativi e purganti, diuretici, cicatrizzanti dello stomaco e dell'intestino, vermifughi.

● UN PAIO D'ORE PRIMA DEI PASTI: epatoprotettori, antireumatici, antisettici, tossifughi, cardiotonici, emmenagoghi.

● VENTI MINUTI PRIMA DI UN PASTO: ricostituenti, antiacidi, aperitivi, rimineralizzanti.

● DOPO I PASTI: digestivi, sedativi, antiacidi, antifermentativi e coadiuvanti dell'espulsione dei gas intestinali.

● PRIMA DI CORICARSI: sedativi, lassativi, cardiotonici, preparati per migliorare la circolazione.

Un preparato vegetale può essere assunto una sola volta, oppure più volte lungo un arco di tempo compreso tra qualche giorno e qualche settimana. Per somministrazioni più lunghe è bene ricorrere a pause di 7-8 giorni. Continuare a usare preparati vegetali quando non è più necessario equivale ad affaticare inutilmente il corpo con conseguenze pericolose. Se un preparato ha effetti negativi sull'organismo, se ne deve interrompere immediatamente l'impiego.

Infine, benché la maggior parte delle tisane vadano consumate calde, quelle amare hanno un sapore più sopportabile se ingerite fredde. È comunque consigliabile non addolcirle con zucchero.

PIANTE ED ERBE

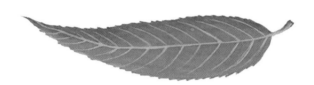

ACHILLEA
Achillea millefolium (COMPOSITE)

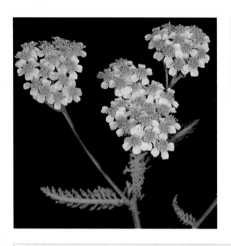

PROPRIETÀ

Ricca di eucaliptolo, achilleina e olio essenziale, è vulneraria, stomachica, antispasmodica, antinfiammatoria, antipiretica, sedativa.

CHE COSA SI USA

Le foglie e le sommità fiorite, raccolte in estate (giugno) durante la fioritura e lasciate essiccare all'ombra.

RICONOSCIMENTO

Erbacea con radice stolonifera e fusto (50-60 cm) slanciato e molto duro. Le foglie sono alternate, finemente pennate, lunghe e assai frastagliate in segmenti lineari acuti. In primavera-estate compaiono i capolini fiorali, di colore bianco e rosato, piccoli e riuniti in vistosi corimbi. Molto diffusa in prati e lungo i sentieri, assume frequentemente carattere infestante.
Con le stesse proprietà nelle zone alpine cresce A. herba-rota, di dimensioni più piccole e con fiori bianchi; è molto aromatica e quindi ancora più adatta a essere impiegata nella preparazione di liquori.

IMPIEGO

L'infuso per combattere problemi digestivi e dolori mestruali; in abbinamento ad altre erbe, per la preparazione di infusi da somministrare in caso di influenza, raffreddore e febbre. Viene molto utilizzata per uso esterno come cicatrizzante, tanto che in alcune regioni viene anche chiamata "erba dei tagli": cataplasma del succo fresco su piaghe e piccole ferite per disinfettare e aiutare la cicatrizzazione; impacchi con il decotto per emorroidi; succo della pianta fresca sulla parte malata. Molto usata in cosmesi per la pulizia della pelle; una manciata unita all'acqua del bagno per rilassare e decongestionare la pelle. Il vino di achillea viene usato esternamente contro geloni e screpolature della pelle.

Non esporre al sole la pelle bagnata con il succo della pianta.

AGLIO
Allium sativum (LILIACEE)

PROPRIETÀ

Contiene olio essenziale, oligoelementi e sali minerali, vitamine A, B1, B2, PP e C.
È un potente battericida, oltre che antisettico, espettorante e ipotensivo; stimola il cuore e facilita circolazione e depurazione del sangue.

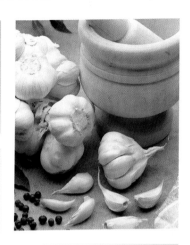

CHE COSA SI USA

I bulbi, che dopo la raccolta vanno lasciati asciugare al sole e conservati in trecce o mazzi in locali asciutti.

RICONOSCIMENTO

Erbacea perenne bulbosa e rustica, il cui fusto (80 cm) porta fino a metà larghe foglie lineari appuntite, a margine ruvido, e nella parte terminale un'ombrella fiorita avvolta in una brattea che la chiude a guisa di cappuccio. I fiori sono di colore biancastro o rosati. Il bulbo è composto, ricoperto da tuniche e formato da numerosi bulbilli a forma di spicchi. Intensamente coltivato in tutta Italia; altre varietà, quali lo scalogno (A. ascalonicum) e l'erba cipollina (A. schaenoprasum) si rinvengono anche allo stato spontaneo nei prati.

AGLIO

IMPIEGO

Nel cibo, e come infuso o decotto, per curare dolori reumatici, catarri bronchiali, vermi intestinali, febbri, influenza e pressione alta.
Esternamente: tritato per senapismi contro nevralgie o come cataplasma su calli e verruche; bagni e frizioni con il succo fresco; enteroclisma con il decotto per vermi intestinali. L'estratto si usa in molte preparazioni farmacologiche contro la pressione alta. Come alimento, è forse l'aroma più conosciuto della cucina mediterranea, ingrediente indispensabile di numerose ricette.
La tradizione popolare gli attribuiva proprietà afrodisiache, oltre a considerarlo un rimedio miracoloso in caso di malattie gravissime quali il colera.

Controindicato per chi soffre di pressione bassa, dermatosi, irritazioni allo stomaco e all'intestino, e anche alle gestanti e ai malati di fegato.

ALCHECHENGI
Pysalis alkekengi (SOLANACEE)

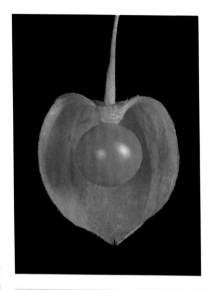

PROPRIETÀ

Contiene il doppio di vitamina C rispetto al limone; è diuretica, depurativa e febbrifuga. Le bacche fanno abbassare il livello di acidi urici nel sangue e ne favoriscono l'eliminazione (gotta, reumatismi, calcoli, idropisia). Foglie e steli sono antipiretici e depurativi.

CHE COSA SI USA

Tutta la pianta può essere usata a scopo medicinale, ma più spesso si raccolgono (a fine estate o in autunno) solo bacche mondate dai calici e si fanno essiccare.

RICONOSCIMENTO

Erbacea perenne, con fusto eretto (60 cm), angoloso; le foglie sono picciolate, alterne, di forma ovale e appuntita all'estremità, con margine variabile. I fiori a stella, di colore bianco verdastro, sono peduncolati e pendenti all'ascella delle foglie; compaiono dalla primavera all'estate e producono poi, in settembre, bacche sferiche, carnose, di un rosso vivace, rivestite da un caratteristico involucro cartaceo che, maturando, diviene anch'esso rosso-arancio. In Italia è più frequente al Nord e al Centro, dalla pianura fino all'alta collina, preferibilmente in pendii sassosi, boschi e macchie di arbusti.

IMPIEGO

In decotto, infusione e vino medicinale. Il decotto può essere utilizzato per fare irrigazioni, lozioni o impacchi caldi. Le bacche, un po' asprigne, possono essere mangiate crude o trasformate in gelatine e marmellate. Oggi l'uso alimentare prevale su quello medicinale. Le bacche delle specie selvatiche hanno proprietà terapeutiche più marcate di quelle di varietà coltivate.

Le bacche raccolte allo stato selvatico non vanno confuse con quelle di eventuali piante velenose.

ALLORO
Laurus nobilis (LAURACEE)

PROPRIETÀ

Ricco di olio essenziale, è diuretico, stomachico, espettorante. Le foglie hanno anche proprietà antipiretica.

CHE COSA SI USA

Le foglie senza picciolo, raccolte tutto l'anno (ma più sono giovani più è alto il contenuto di principi attivi) e fatte essiccare al sole; le bacche raccolte in autunno e fatte essiccare in luogo semiombroso.

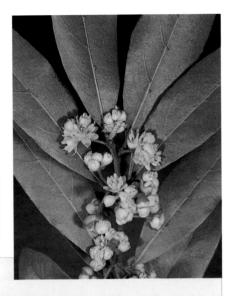

RICONOSCIMENTO

Coltivato spesso come cespuglio sempreverde, è in realtà un piccolo albero (10 m). Le foglie, lanceolate e coriacee, sono ricche di ghiandole resinose; la pagina superiore è lucida e di colore verde intenso, mentre quella inferiore è di colore più tenue e opaco. In primavera compaiono fiori giallognoli, unisessuati, raccolti in piccoli gruppi a ombrella all'ascella delle foglie. Il frutto è una bacca simile a una piccola oliva verde, che diviene nero-bluastra con la maturazione ed è molto aromatica.
Cresce spontaneo nell'area mediterranea; frequente lungo le coste tirreniche, adriatiche e in Sardegna e, al Nord, in prossimità dei laghi.

IMPIEGO

L'infuso aiuta la digestione, evitando le fermentazioni, e combatte i dolori dello stomaco e l'inappetenza. Il decotto in passato veniva raccomandato contro raffreddore e reumatismi (ottimo in questo caso anche l'olio per frizioni). Utilizzatissimo in cucina come aroma, può essere impiegato per la stessa caratteristica in un bagno profumato (2 manciate di foglie lasciate in infusione per 1 ora in acqua bollente). L'olio essenziale viene impiegato per frizioni in caso di dolori reumatici, distorsioni e slogature.
Era sacro a Romani e Greci, che lo consideravano l'albero del dio Apollo; da sempre è simbolo di gloria.

ALOE
Aloë vera (LILIACEE)

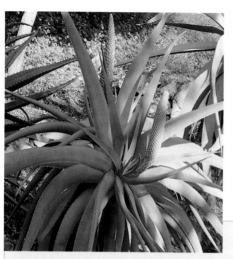

PROPRIETÀ

Contiene aloine, saponine e acidi organici. È colagoga, eupeptica, cicatrizzante e lassativa.

CHE COSA SI USA

Le foglie sia fresche, per estrarne la mucillagine interna in forma di gelatina, sia essiccate e ridotte in polvere.

RICONOSCIMENTO

Pianta con grosso e corto fusto legnoso. Le foglie sono succulente e appuntite, con margine spinoso, inizialmente verde chiaro e poi più scure; sono raccolte in una rosetta, al centro della quale cresce lo scapo fiorale che porta un racemo di fiori rosso-gialli pendenti.
Di origine africana, si è ormai naturalizzata nel bacino del Mediterraneo; viene spesso coltivata a scopo ornamentale.

IMPIEGO

La gelatina è particolarmente efficace come cicatrizzante per scottature e ferite; assunta in polvere, aiuta a regolarizzare la funzione epatica e a ridurre gli scompensi della sindrome premestruale. L'aloina è spesso impiegata nella composizione di molti farmaci lassativi. In cosmesi la gelatina viene molto utilizzata come tonico e rivitalizzante della pelle; il succo è utile anche in caso di scottature.
Seppure si faccia di solito riferimento alla sola A. vera, il genere comprende almeno una decina di altre specie con le stesse proprietà terapeutiche.
In Egitto, secondo la tradizione, piantare una pianta di aloe davanti alla porta di casa è un modo di assicurarsi felicità e lunga vita.

Non va somministrata in gravidanza né ai sofferenti di emorroidi. Non va confusa con le agavi, che hanno proprietà medicinali meno interessanti.

ANETO
Anethum graveolens (OMBRELLIFERE)

PROPRIETÀ

Carminativa, antispasmodica,
galattogoga, diuretica, vermifuga.
Contiene un olio essenziale,
l'anetolo, che è molto impiegato
in campo farmaceutico.

CHE COSA SI USA

I frutti (chiamati semi) ricavati
dalle ombrelle raccolte a fine
estate, fatte essiccare in luogo
ombroso e ventilato e battute;
anche le radici e le sommità.

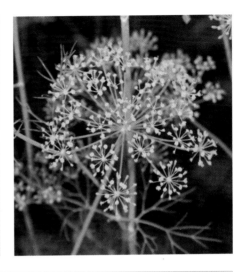

ANETO

RICONOSCIMENTO

Erbacea annuale dotata di radice fittonante e fusto (50-70 cm) cavo, di colore
verde chiaro, solcato. Le foglie sono tri-tetrapennate, con segmenti filiformi
lineari dotati di guaina.
I fiori, di colore giallo, sono riuniti in ombrelle e compaiono dalla primavera
all'estate. I frutti sono formati da 2 acheni di colore giallo.
Molto coltivata in tutta Italia per le proprietà aromatiche; allo stato spontaneo
si trova in incolti e sui terreni asciutti, dalla pianura alla collina.

IMPIEGO

Infuso, polvere dei semi, vino ed essenza. Per combattere l'aerofagia,
il meteorismo e agevolare la digestione, basta spargere un po' di semi sopra
il cibo. La tisana dei semi agevola la secrezione lattea e calma vomito e
singhiozzo; utile nel trattamento delle coliche dei bambini piccoli. La tisana
di radice è ottima per combattere raffreddori e tosse. In uso esterno vengono
consigliati sciacqui con l'infuso contro le infiammazioni della bocca.
Viene usato come aromatizzante nella preparazione di liquori, condimenti
e pietanze. Molto simile al finocchio e ad altre ombrellifere aromatiche quali
coriandolo o anice, se ne differenzia per l'odore e il sapore più pungente.
Tutte queste piante hanno proprietà pressoché simili e possono quindi essere
reciprocamente sostituite in caso di bisogno.

ARANCIO AMARO E DOLCE

Citrus aurantium var. *bigardia* e *dulcis* (RUTACEE)

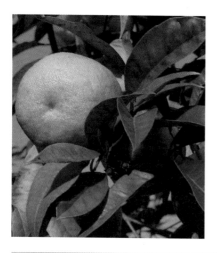

ARANCIO

PROPRIETÀ

Ricco di olio essenziale e di vitamine (C, A, PP, gruppo B), è un ottimo rimedio per l'avitaminosi o per chi è in convalescenza. L'arancio amaro è sedativo, antipiretico e sudorifero.

CHE COSA SI USA

Dell'arancio dolce si utilizzano i frutti maturi e la corteccia; di quello amaro si impiegano le foglie, la scorza dei frutti, i fiori raccolti prima dell'apertura.

RICONOSCIMENTO

Alberello elegante (5 m) dal portamento talvolta arbustivo; ha foglie persistenti di colore verde intenso, coriacee, ovali, con margine intero o finemente dentato. I fiori sono bianchi, piacevolmente profumati, grandi e in genere ermafroditi. Il frutto è un esperidio di grandi dimensioni di forma sferica o ovoidale, con scorza verde da giovane e di un bel colore aranciato a piena maturità. Originario dell'Asia sudorientale, si è diffuso nell'Italia meridionale, dove la varietà dolce è intensamente coltivata; la stessa varietà si coltiva anche lungo le coste tirreniche e in alcune zone lacustri del Nord. L'arancio amaro, benché meno apprezzabile nel sapore, non solo dimostra proprietà assai simili a quello dolce ma, in campo fitoterapeutico, viene anche maggiormente stimato e utilizzato.

IMPIEGO

L'infuso di fiori e foglie di arancio amaro è consigliato agli insonni e agli ipertesi; quello di scorze agevola la digestione. Il consumo del frutto fresco aiuta in caso di raffreddamenti e fragilità capillare. L'olio essenziale viene utilizzato anche in cosmesi, e la polpa del frutto applicata sul viso è un eccellente antirughe. Un infuso di foglie di arancio amaro aggiunto all'acqua del bagno aiuta a ottenere una pelle morbida e profumata. L'impiego alimentare tanto dei frutti quanto dell'essenza ricavata dalla scorza dei frutti è vastissimo.

ARNICA
Arnica montana (ASTERACEE)

PROPRIETÀ

Nota fin dall'antichità come pianta vulneraria, è anche calmante, revulsiva, analgesica.

CHE COSA SI USA

Foglie, radici e fiori della pianta in piena fioritura, che poi possono venire essiccati. Ma in genere si raccolgono i soli fiori.

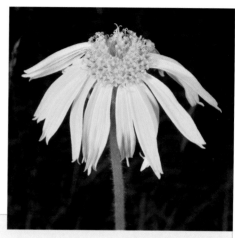

RICONOSCIMENTO

Erbacea perenne; il fusto (40 cm) nasce da una rosetta basale di foglie ovate, con nervature evidenti e leggermente pelose, e porta due foglie opposte e, in luglio-agosto, un capolino di colore giallo-arancione simile a quello della calendula.
È frequente in prati e pascoli di montagna (da 800 a oltre 2000 m), dove spesso assume carattere infestante.
È presente sulle Alpi e sugli Appennini, ma difficilmente si rinviene più a sud dell'Emilia.

ARNICA

IMPIEGO

Olio o compresse calde imbevute nel macerato o nel decotto per contusioni e distorsioni; la tintura per decongestionare infiammazioni e punture di insetti; il cataplasma di fiori e foglie pestate per traumi.
In passato le foglie essiccate venivano utilizzate come tabacco da naso o da pipa. Non è gradita al bestiame, a causa del forte odore.

Risulta velenosa a forti dosi o per uso interno (se non in diluizioni omeopatiche). La tintura non va mai impiegata pura ma solo diluita in acqua. Non utilizzare su ferite sanguinanti, né vicino a occhi, bocca o organi genitali. Limitandosi alla raccolta dei soli fiori non si metterà a rischio la moltiplicazione della specie e si otterranno preparati che, seppure di effetto più leggero, non hanno lo stesso potere irritante di quelli a base di radici.

ARTEMISIA
Artemisia vulgaris (COMPOSITE)

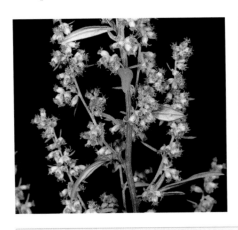

PROPRIETÀ

Ricca di sostanze amare, olio essenziale, eucaliptolo; è digestiva, stimolante, emostatica, vermifuga, calmante, emmenagoga.

CHE COSA SI USA

Le sommità fiorite e le foglie raccolte in estate e fatte essiccare in luogo ombroso.

ARTEMISIA

RICONOSCIMENTO

Grossa pianta con fusto erbaceo ramificato di colore bruno rossastro e striature marcate longitudinalmente. Le foglie sono mono-bipennate di colore verde intenso sulla pagina superiore e argenteo su quella inferiore. I fiori sono giallognoli o rossastri, poco evidenti, e formano capolini raccolti in pannocchie. La fioritura avviene in estate e prosegue fino ai primi d'autunno; la pianta emana un odore poco piacevole.
Assai frequente negli incolti e nelle siepi, diviene infestante nei campi coltivati; diffusa dalla pianura alla bassa montagna.

IMPIEGO

L'infuso e la tintura alcolica sono un rimedio in caso di febbre e raffreddore, disturbi di fegato e stomaco, mestruazioni dolorose e parassiti intestinali.
L'infuso può anche essere impiegato per pulire e cicatrizzare piccole ulcerazioni della pelle, ma ancora più efficace sarebbe un'applicazione delle ceneri. Il vino di artemisia è un ottimo aperitivo.
Data la forte caratteristica aromatica, può essere impiegata in minime dosi (altrimenti prevarrà il gusto eccessivamente amaro) per insaporire insalate preparate con un misto di erbe selvatiche.
La tradizione sostiene che qualche fogliolina nelle scarpe allevia la stanchezza.

Non somministrare in gravidanza. Rispettare scrupolosamente le dosi e non abusarne, poiché in dosi elevate può causare gravi intossicazioni.

BASILICO
Ocimum basilicum (LABIATE)

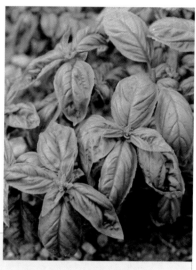

PROPRIETÀ

Stimolante ed eccitante, disinfettante e antispasmodico. Utile in caso di alitosi e digestione difficile, ansia e stanchezza generale, emicranie e spasmi gastrici.

CHE COSA SI USA

Le foglie raccolte da primavera a fine estate; le sommità fiorite raccolte in estate. Deve essere consumato preferibilmente fresco.

RICONOSCIMENTO

Erbacea dal fusto eretto (40-50 cm) con ramificazioni nella parte finale.
Ha foglie ovali peduncolate, opposte, con margine intero o leggermente seghettato; a seconda della varietà possono essere piccole o grandi, verdi o violacee, lisce o bollose. I fiori sono piccoli, bianchi o rosati, e compaiono in giugno-luglio.
Aromatica originaria dell'Asia, viene coltivata negli orti e nei giardini per il suo particolare profumo.

IMPIEGO

Crudo sul cibo per aiutare la digestione delle pietanze; come decotto o infuso per indigestione, raffreddore, influenza, mal di testa, nausea, crampi addominali, agitazione e nervosismo. L'infuso per fare gargarismi contro l'alito cattivo.
L'infuso unito all'acqua del bagno tonifica e profuma la pelle; l'acqua distillata al basilico viene spesso usata come tonico per la pelle del viso.
In cucina è una delle piante aromatiche più utilizzate; trova impiego anche nella preparazione dei liquori; l'infuso delle foglie è anche un'ottima bevanda fredda.
In passato le si attribuivano virtù magiche e afrodisiache; il nome in greco significa "degno della casa del re", in chiaro riferimento al suo gradevole aroma.

BASILICO

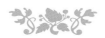

BIANCOSPINO

Crataegus oxyacantha e *C. monogyna* (ROSACEE)

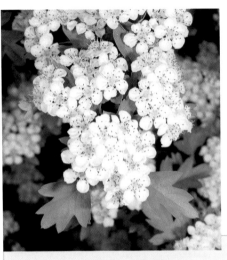

PROPRIETÀ

Presenta olio essenziale ed è molto ricco di tannini e vitamina; è rilassante, ipotensivo, astringente, febbrifugo.

CHE COSA SI USA

I fiori colti prima dell'apertura in primavera e i frutti a fine estate; questi ultimi vengono essiccati in forno.

RICONOSCIMENTO

Arbusto cespuglioso (5 m) e spinoso con corteccia giallastra che scurisce con l'età. Le foglie presentano lobi più o meno marcati. I fiori, riuniti in corimbi, compaiono in primavera e sono piccoli, bianchi o rosati, assai profumati. I frutti sono piccole drupe rosse dalla polpa farinosa.
Diffuso nelle regioni mediterranee, in Italia si rinviene facilmente, dalla pianura alla montagna, nei boschi e nelle siepi.

IMPIEGO

In erboristeria viene spesso consigliato come sedativo cardiaco e generale; per la farmacia domestica si consigliano infuso e tintura in caso di ipertensione, nervosismo, insonnia. Il bagno con fiori di biancospino ha effetto tranquillante. In cucina i frutti degli esemplari selvatici possono essere utilizzati per la preparazione di marmellate, ma poiché (a esclusione della varietà azzeruolo) non hanno un sapore particolarmente gradevole (la consistenza è farinosa e il sapore vago e poco formato), è meglio utilizzarli sempre in associazione con altri frutti di bosco.

Controindicato per chi soffre di bassa pressione arteriosa. Poiché è molto attivo nei confronti dell'apparato circolatorio, è bene assumerlo sempre dietro consiglio medico e rispettando attentamente le dosi.

BORRAGINE
Borago officinalis (BORRAGINACEE)

PROPRIETÀ

Per la presenza di mucillagine è emolliente e antiflogistica, oltre che decongestionante, tonica, diuretica.

CHE COSA SI USA

Le sommità fiorite, le foglie, i fusti succosi raccolti in estate a fioritura appena iniziata, freschi o dopo essiccazione all'ombra. Dopo la fioritura solo le foglioline più giovani.

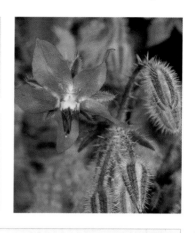

RICONOSCIMENTO

Erbacea annuale con radice a fittone e fusto cavo (50 cm), ricoperto di peli biancastri, carnoso e ramificato. Le foglie sono alterne, ovali, pelose e picciolate. I bei fiori sono blu, peduncolati, a forma di stella, disposti a grappolo e compaiono da maggio a settembre.
Allo stato selvatico la borragine è frequente soprattutto in Italia centromeridionale, lungo i margini delle strade, nelle scarpate e nei campi incolti. È comunque presente anche al Nord, seppure in quantità più modeste.

IMPIEGO

Decotto e infuso aiutano a combattere le malattie dell'apparato respiratorio, agevolano la sudorazione e quindi l'abbassamento della febbre; risciacqui con l'infuso in caso di infiammazioni della bocca. A uso cosmetico, l'infuso aggiunto all'acqua del bagno decongestiona e pulisce la pelle.
È tra le piante selvatiche più utilizzate in cucina. Si usano le foglie fresche in insalata ma è meglio prima cuocerle, data la presenza di peluria coriacea su tutta la piantina. Le foglie possono essere fritte in pastella o utilizzate per preparare il ripieno di ravioli e tortelloni; essiccate o fresche, lessate e tritate, possono essere usate come aromatizzante per verdure cotte o minestre. I fiori sono commestibili e possono essere usati come piacevole guarnizione di insalate primaverili.

Filtrare sempre accuratamente i preparati a base di borragine per eliminare i peli. Evitarne il consumo prolungato.

BORRAGINE

BORSA DEL PASTORE
Capsella bursa pastoris (CRUCIFERE)

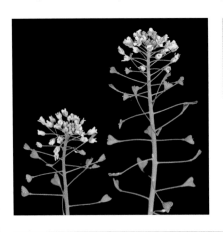

PROPRIETÀ

Presenta tannini, alcaloidi e glucosidi; viene usata come astringente, emostatica, ipotensiva.

CHE COSA SI USA

La parte aerea (non le radici) colta durante tutto l'anno, benché il periodo migliore sia appena prima della fioritura. Si utilizza fresca o essiccata.

RICONOSCIMENTO

Piccola erbacea annuale con radice stretta e fittonosa e fusto eretto (40 cm), esile, con brevi ramificazioni. Le foglie basali formano una rosetta e possono presentare il lembo alquanto inciso, quelle cauline sono sessili e lanceolate. I fiori sono piccoli e bianchi, raccolti in un corimbo apicale; compaiono da primavera a fine estate. Il frutto è una piccola siliqua di forma triangolare simile a un cuore.
È una delle più comuni infestanti dei prati. Si rinviene un po' dappertutto dalla pianura alla montagna: lungo i muri, negli incolti, sui sentieri, tra i coltivi.

IMPIEGO

L'infuso e la tintura sono utili in caso di mestruazioni abbondanti, metrorragie, varici, cistite, emorroidi e diarrea; sempre con l'infuso si possono fare lavande per la leucorrea. Impacchi delle foglie della rosetta basale finemente tritate aiutano la cicatrizzazione di piccole ferite.
In cucina può venire impiegata la rosetta fogliare, ma raccolta prima della fioritura, altrimenti presenta un gusto sgradevole. Non ha comunque un sapore eccellente ed è quindi bene sempre usarla abbinata ad altre verdure: ottima con il radicchio selvatico e per frittate campagnole.

Controindicata per chi soffre di bassa pressione arteriosa. Le dosi vanno scrupolosamente rispettate e la somministrazione va fatta sotto controllo medico in caso di emorragie di una certa entità.

CALENDULA
Calendula officinalis (COMPOSITE)

PROPRIETÀ

Presenta un olio essenziale, acido salicilico, mucillagine e principi amari. È coleretica, antisettica, diuretica, cicatrizzante, emmenagoga, depurativa; aiuta la sudorazione.

CHE COSA SI USA

I fiori, raccolti dalla primavera all'autunno a seconda della varietà. Vanno essiccati rapidamente per non diminuirne le proprietà. A scopo alimentare anche le foglie più tenere.

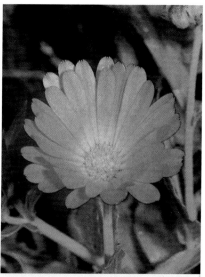

CALENDULA

RICONOSCIMENTO

Pianta con radice fittonante e fusto ramificato (50 cm) e ricoperto da peluria. Le foglie sono spesse, lanceolate con margine intero o leggermente dentato. I fiori sono capolini con colore variabile dal giallo all'arancione e compaiono in primavera-estate. Se strofinata, la pianta emana un gradevole aroma.
Si rinviene allo stato selvatico nell'Italia meridionale. Alcune varietà sono coltivate anche nei giardini e presentano fiori più grandi e colorati.

IMPIEGO

Il decotto aiuta a combattere gli stati influenzali, la tosse e il raffreddore. L'infuso è consigliato in caso di mestruazioni dolorose, febbre, ulcere e irritazioni cutanee. Il succo e i fiori della pianta possono essere applicati al naturale (o sotto forma di olio e pomata) per agevolare la cicatrizzazione di piaghe, piccole ferite, fuoco di Sant'Antonio. Il vino alla calendula è ottimo per fare risciacqui contro il mal di denti e le nevralgie.
L'infuso, passato sulla pelle con un batuffolo di cotone, combatte i punti neri e tonifica la pelle; aggiunto all'acqua del bagno decongestiona e idrata.
In cucina può essere impiegata per la preparazione di insalate e minestre, cui conferisce un sapore amarognolo; i boccioli fiorali si conservano allo stesso modo dei capperi e si usano per colorare zuppe e risotti al posto dello zafferano.

CAMOMILLA
Matricaria chamomilla (COMPOSITE)

CAMOMILLA

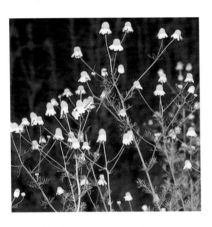

Contiene olio essenziale e sostanze amare; è calmante, nervina, carminativa, antispasmodica, emmenagoga.

I capolini fiorali raccolti in giornate asciutte e preferibilmente alla sera, a mano o con speciali pettini, quindi essiccati in luogo asciutto e ventilato.

RICONOSCIMENTO

Erbacea annuale con fusto eretto (50 cm), ramificato. Le foglie sono bipennate, di colore verde chiaro, spartite in lacinie sottili. I fiori sono riuniti in capolini lungamente peduncolati; posti su ricettacolo vuoto, sono molto vistosi e presentano un cuore giallo circondato da petali bianchi. La pianta fiorisce da maggio a tutta estate.
Si rinviene con frequenza in tutta Italia negli orti, negli incolti, lungo i viottoli e i muri; più frequente nelle zone asciutte.

IMPIEGO

L'infuso dei fiori calma i nervi e agevola il sonno; utile in caso di dolori di stomaco e mestruali, e di raffreddore. Per uso esterno l'infuso viene usato: per lavare la pelle infiammata, per gargarismi contro il mal di gola, per impacchi caldi in caso di coliche epatiche. Il decotto aggiunto al bagno giova agli ipertesi e decongestiona la pelle; usato sui capelli dopo lo shampoo, ne schiarisce il colore. L'olio viene usato per calmare rossori e infiammazioni della pelle. In passato i fiori essiccati venivano usati come tabacco da pipa.
Può essere confusa con la camomilla bastarda (Matricaria inodora), che ha però capolini più grandi e ricettacolo pieno, o con la falsa camomilla (Anthemis arvensis), che però non ne ha il gradevole aroma.

Sconsigliato l'uso a chi soffre di diarrea. Controindicata alle donne gravide. Va consumata lontano dai pasti.

CARDO MARIANO
Silybum marianum (COMPOSITE)

PROPRIETÀ

Presenta tannino, sostanze
amare, amido e mucillagine;
è decongestionante epatico,
colagogo, tonico e diuretico.

CHE COSA SI USA

Le foglie, colte in primavera
ed essiccate in luogo ombroso;
le radici, asportate in primavera
o in autunno e fatte essiccare;
i semi, raccolti per scuotimento
dei capolini essiccati.

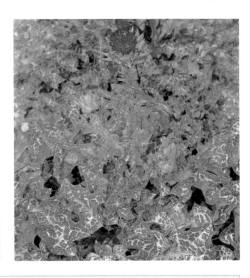

RICONOSCIMENTO

Annuale con radice fusiforme e fusto eretto (1,5 m), vigoroso, ampiamente
ramificato. Le foglie grandi, lobate, hanno un colore verde intenso, sono lucenti,
con striature biancastre e bordo spinoso. I fiori, di un bel colore violetto, sono
circondati da brattee spinose e riuniti in grandi capolini; compaiono in estate.
Pianta a carattere seminfestante, particolarmente diffusa nell'area mediterranea
e principalmente al Sud e al Centro. Si rinviene con una certa facilità nei campi
incolti, nei pascoli, lungo i margini dei sentieri, tra le macerie, dove può arrivare
a formare estesi gruppi.

IMPIEGO

Decotto di radici, foglie o semi; polvere dei semi contro l'ipotensione. Lasciando
la radice in infusione nel vino bianco si prepara un ottimo aperitivo. In cucina si
preparano in insalata i germogli centrali (il gusto ricorda quello del cardo),
raccolti molto teneri in primavera prima della fioritura; possono essere impiegate
anche le foglie più giovani (le uniche non coriacee), le radici e i capolini fiorali.
Ricco di principi amari, può essere usato anche per la preparazione di liquori.

I semi, ricchi di principi attivi, non sono tossici ma vanno ugualmente
somministrati solo dietro prescrizione medica.

CARDO MARIANO

CASTAGNO
Castanea sativa (FAGACEE)

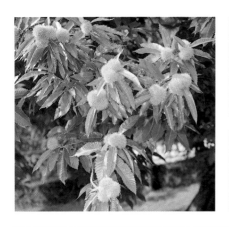

CASTAGNO

PROPRIETÀ

I frutti sono ricchi di zuccheri, glucidi e protidi; la corteccia e, in misura minore, le foglie, di tannino. Sedativo della tosse, nutritivo e astringente.

CHE COSA SI USA

Le foglie giovani raccolte in aprile-maggio; la corteccia dei rami e i frutti raccolti in autunno.

RICONOSCIMENTO

Albero maestoso (30 m) dal legno duro; la corteccia, grigiastra e liscia, con l'età tende a screpolarsi. Ha grandi foglie di forma lanceolata con margine seghettato e fiori giallognoli riuniti in amenti esili: quelli maschili sono numerosi in cima e raccolti in glomeruli a spiga; quelli femminili sono riuniti a 1-3 alla base. La fioritura avviene in primavera-estate e produce frutti, le castagne, che sono acheni riuniti in numero di 1-3 in un riccio spinoso che si apre in 4 valve. Forma boschi di notevoli estensioni e viene coltivato per i suoi frutti e per il legname pregiato. È diffuso sulle montagne di tutta Italia.

IMPIEGO

Per l'alto valore nutritivo se ne consiglia il consumo in caso di avitaminosi e debilitazione. Infuso e decotto per affezioni bronchiali e diarrea. Gargarismi con l'infuso delle foglie per infiammazioni di gola e bocca.
L'acqua di cottura delle castagne, usata per il risciacquo dopo lo shampoo, esalta i riflessi dei capelli biondi; la polpa schiacciata dei frutti può essere impiegata come maschera emolliente e schiarente.
In cucina trova largo impiego il consumo del frutto tal quale (crudo o cotto in svariati modi, in dolci e composte) o sotto forma di farina.
Dal legno e dalla corteccia si estraggono sostanze tintorie.

Sconsigliato l'uso dei frutti ai diabetici e ai sofferenti di fegato. Dato l'alto contenuto di tannino, evitare di cuocere in recipienti di ferro.

CERFOGLIO

Anthriscus cerefolium (OMBRELLIFERE)

PROPRIETÀ

*Ricca di vitamine e principi amari,
è pianta pettorale, carminativa, diuretica
e vulneraria.*

CHE COSA SI USA

*Gli steli della pianta fresca raccolti
appena raggiungono una certa altezza.
Le piante rivegetano velocemente e
si possono raccogliere per tutta l'estate.*

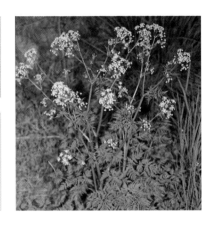

RICONOSCIMENTO

*Erbacea biennale con radice fittonante di colore bruno e fusto (50 cm) robusto,
ramificato, scanalato e cavo internamente. Le foglie ricordano quelle del
prezzemolo, sono alterne, sottili, frangiate e con lungo picciolo.
Fiorisce da maggio ad agosto con piccoli fiori bianchi raggruppati in ombrelle.
Il frutto è un achenio con la superficie incisa.
Originaria dell'Asia, si è diffusa anche nei terreni freschi e ombrosi delle zone
mediterranee. Viene spesso coltivata come aromatica.*

CERFOGLIO

IMPIEGO

*Pianta fresca, succo, decotto e infuso per tosse, bronchiti, calcoli e disfunzioni
epatiche; compresse di pianta fresca tritata e succo per punture di insetti,
piaghe, emorroidi e geloni. In cosmesi si utilizza tamponare la pelle del viso con
il succo della pianta fresca per combattere le rughe.
In cucina viene molto utilizzata come aromatizzante per insalate, frittate e altre
pietanze; va sempre aggiunta al termine della cottura, poiché il calore ne altera
l'aroma e i principi attivi. Il succo mescolato all'acqua ha un ottimo effetto
dissetante.
La pianta ha effetto repellente per gli insetti e rientra come aroma anche nella
preparazione di alcuni liquori.*

Attenzione a non confonderlo con altre ombrellifere velenose.

CICORIA
Cichorium intybus (COMPOSITE)

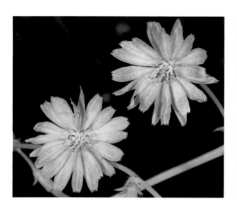

PROPRIETÀ

Contiene sostanze amare e sali minerali; è depurativa, colagoga, diuretica, stomachica.

CHE COSA SI USA

Le foglie raccolte prima che la pianta fiorisca; la radice carnosa in autunno, fresca o essiccata.

RICONOSCIMENTO

Perenne ricca di lattice bianco e amaro, ha radice a fittone e fusto eretto (1 m) alquanto ramificato. Le foglie basali sono allungate e caratterizzate da profonde incisioni dentate, quelle superiori abbracciano il fusto.
In estate compaiono fiori che sono capolini circondati da ligule di un bel colore celeste intenso.
Cresce spontanea un po' dappertutto, dalla pianura alla montagna, in luoghi erbosi, prati e terreni asciutti. Numerose sono le varietà derivate dalla specie selvatica coltivate per il consumo alimentare.

IMPIEGO

Come verdura fresca, in infuso o decotto (ma va bene anche l'acqua di cottura) per depurare sangue, reni e fegato, per la stitichezza e problemi digestivi; bagni e impacchi per le affezioni della pelle. La radice cotta e pestata e il succo applicati sulla pelle del viso (o su altre zone) per una maschera rinfrescante, emolliente e decongestionante.
In cucina è una verdura molto ricercata per il caratteristico sapore amarognolo; può essere usata lessata o stufata. Allo scopo si utilizza la piantina prima della fioritura. Va recisa al colletto solo in presenza di molti esemplari, altrimenti si raccomanda di limitarsi alla raccolta delle sole foglie esterne, così da non danneggiare la pianta.
La radice torrefatta è uno dei più tradizionali surrogati del caffè.

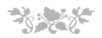

CODA CAVALLINA
Equisetum arvense (EQUISETACEE)

PROPRIETÀ

Presenta principi amari e sali minerali; è rimineralizzante, diuretica, astringente ed emostatica.

CHE COSA SI USA

I fusti sterili, raccolti a inizio estate ed essiccati al sole o in forno.

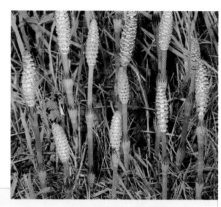

RICONOSCIMENTO

Curiosa felce con fusto (50 cm) sterile (privo di fiori e semi) dotato di cloroplasti, di colore verde, rigato, con stami verticillati. La moltiplicazione viene assicurata dalle spore emesse da un secondo tipo di fusto (20 cm), di colore grigio poiché privo di clorofilla, che compare alla base della pianta in primavera ed è privo di cloroplasti, con uno strobilo alla sommità. Alla caduta delle spore lo strobilo scompare e il fusto fertile diviene simile a quello sterile.

Abbastanza comune in Italia settentrionale; predilige i fossati, le scarpate, gli incolti; talvolta assume carattere infestante.

IMPIEGO

Decotto contro calcoli renali, dolori reumatici, edemi e disturbi del fegato; il succo spremuto della pianta fresca per piaghe e ferite; in polvere per unghie fragili e carie; semicupi con il macerato contro i disturbi ai reni. Frizioni con il macerato per l'eccessiva sudorazione dei piedi; l'infuso aggiunto al bagno per ridare tono ed elasticità alla pelle.

La pianta secca è idonea ad aromatizzare minestre e altre pietanze.

L'elevato contenuto in silice e sali solforici la rende utile per la difesa delle piante da malattie fungine (rinforza la cuticola fogliare). Allo scopo si usano macerato e decotto diluiti.

Per distinguerla da altre specie affini occorre osservare la conformazione della guaina che avvolge il fusto in prossimità degli internodi: nella coda cavallina è finemente incisa da 6-12 denti e più corta del primo internodo.

CORBEZZOLO
Arbutus unedo (ERICACEE)

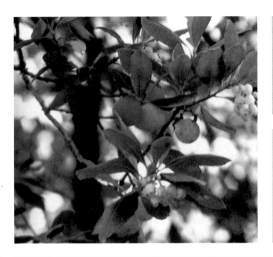

PROPRIETÀ

Presenta un glicoside e tannino; è diuretico e astringente, leggermente disinfettante.

CHE COSA SI USA

Soprattutto le foglie, che vengono raccolte all'inizio dell'estate; ma anche i frutti, raccolti a fine autunno, e la radice.

RICONOSCIMENTO

Elegante arbusto sempreverde che può assumere la forma di un alberello (10 m). Ha rami decorativi, contorti, con corteccia rossastra e foglie coriacee di forma ovale, con margine seghettato, pagina superiore di un bel verde lucente e inferiore opaca.
Fiorisce in autunno avanzato con fiori bianco-cerulei riuniti in brevi grappoli. I frutti, detti "corbe", che permangono poi fino alla fioritura successiva, sono tondeggianti e coperti da una buccia spinosa.
Essenza tipica della macchia mediterranea, è diffusa nel Centro-Sud, in Veneto e nelle Marche, dalla pianura alla collina. Spesso è presente nei giardini come pianta ornamentale.

IMPIEGO

Decotto della radice per arteriosclerosi; infuso delle foglie per affezioni reumatiche e delle vie urinarie, febbre, diarrea.
Il miele di corbezzolo presenta leggere proprietà balsamiche.
I frutti sono commestibili e vengono usati per produrre marmellate e per aromatizzare la grappa.

L'ingestione di quantità eccessive di frutti può dare luogo a stitichezza.

CORIANDOLO
Coriandrum sativum (OMBRELLIFERE)

PROPRIETÀ

Ricco di vitamina C e di olio essenziale; è antispasmodico, antisettico, carminativo e stimolante.

CHE COSA SI USA

I frutti, separati per scuotimento dalle ombrelle fatte essiccare.

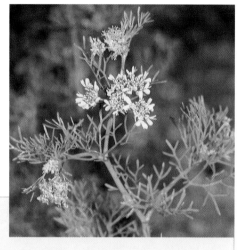

RICONOSCIMENTO

Erbacea annuale con fusto eretto (40-60 cm), ramoso, striato. Le foglie basali hanno picciolo lungo e possono suddividersi in tre foglioline dentate, quelle superiori sono bi-tripennatosette; tutte emanano un odore sgradevole. I fiori, di colore bianco o rosato, sono raccolti in ombrelle e compaiono in primavera-estate. Il frutto è composto da due acheni uniti a formare una piccola sfera. Originaria del Medio Oriente o dell'Africa settentrionale, viene coltivata negli orti come pianta aromatica. Allo stato selvatico è possibile trovare solo esemplari sfuggiti alla coltivazione.

IMPIEGO

Infuso, tintura e vino per i disturbi dovuti a cattiva digestione, spasmi intestinali, vertigini e nausee. L'infuso unito all'acqua del bagno o dei pediluvi per un effetto stimolante e deodorante.
Trova largo impiego nella preparazione di liquori e come aromatizzante per diversi tipi di pietanze.
I semi freschi presentano lo stesso odore sgradevole della pianta; solo con l'essiccazione acquistano il loro aroma inconfondibile.

CORIANDOLO

L'essenza è inebriante e in dosi elevate provoca disturbi nervosi e lesioni ai reni. Controindicato per chi soffre di gastroenteriti e affezioni renali. Non usare mai le parti verdi perché tossiche.

CRESCIONE
Nasturtium officinale (CRUCIFERE)

CRESCIONE

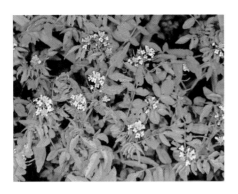

PROPRIETÀ

Ricco di ferro, fosforo, vitamine A, B, C; è antiscorbutico, rinfrescante, tonico, ricostituente, depurativo.

CHE COSA SI USA

I rametti non ancora fioriti raccolti in primavera-estate.

RICONOSCIMENTO

Perenne dal fusto semiprostrato (30-70 cm), la cui parte inferiore vive nelle acque limpide e che presenta radici avventizie in prossimità dei nodi più vicini al terreno. Le foglie, imparipennate, sempreverdi e con forma arrotondata hanno colore verde intenso e consistenza carnosa. Da marzo a luglio presenta fiori di colore bianco raccolti in grappoli.
Molto frequente, vive nelle acque limpide, nei corsi d'acqua a lento scorrimento e poco profondi.

IMPIEGO

Il succo della pianta per disfunzioni epatiche, renali, affezioni polmonari, anemia e convalescenza. Masticazione delle foglioline per rinforzare le gengive.
Cataplasmi delle foglie tritate e del succo per escoriazioni e piccole ferite.
Il succo per risciacquare i capelli e combatterne la caduta o, mescolato a lievito di birra e miele, applicato sul viso contro macchie, acne e lentiggini.
Le foglioline, di sapore leggermente piccante, vengono usate in cucina per confezionare deliziose insalate primaverili e aromatizzare altre pietanze. Il gusto particolare ne fa un ottimo ingrediente per salse.
Va consumata fresca poiché con l'essiccazione e con la cottura perde i principi attivi che la caratterizzano.

Prima dell'uso va pulito con cura in acqua corrente per eliminare parassiti e tracce di inquinamento. In caso di irritazioni alla vescica sospenderne l'uso. Qualora si raccolga in natura dove non è presente in abbondanza, si abbia cura di reciderne le cime senza danneggiare il resto della pianta e le radici.

CUMINO DEI PRATI
Carum carvi (OMBRELLIFERE)

PROPRIETÀ

*Presenta un olio essenziale molto aromatico;
è carminativo, stomachico, galattagogo.*

CHE COSA SI USA

*I frutti separati per battitura dalle ombrelle
raccolte a maturazione e fatte essiccare.*

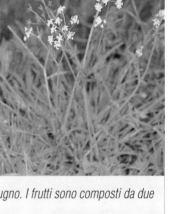

RICONOSCIMENTO

*Erbacea biennale con fittone bianco e
carnoso, ha fusto eretto (60-80 cm),
scanalato, sottile e ramificato. Le foglie
sono alterne, picciolate e si dividono in
lacinie sottili. I fiori, di colore bianco e
raccolti in ombrelle, compaiono in maggio-giugno. I frutti sono composti da due
acheni incurvati e solcati da nervature.
Frequente nei prati e nei pascoli delle zone submontana e alpina, viene spesso
coltivata come pianta aromatica.*

IMPIEGO

*Infuso, decotto, tintura e vino per i disturbi causati da cattiva digestione
e mestruazioni con flusso scarso. Gargarismi con l'infuso per alitosi; impacchi
con l'infuso per emorroidi. L'olio essenziale può essere impiegato in frizioni
e massaggi per stimolare la circolazione del sangue; viene anche molto utilizzato
dall'industria farmaceutica per correggere l'aroma dei medicinali.
L'infuso aggiunto all'acqua del bagno apporta un effetto tonico e stimolante,
oltre a profumare la pelle.
Erba aromatica molto utilizzata, soprattutto in Italia nordorientale, sia in cucina
che per la preparazione dei liquori.
Se si coltiva nell'orto, fare attenzione all'effetto infestante, tipico di tutte
le ombrellifere, che avviene lasciando andare la pianta a seme senza controllo.*

*Non va confusa con altre ombrellifere velenose. L'essenza, assunta in forti
dosi, è tossica per l'uomo.*

CUMINO DEI PRATI

DRAGONCELLO
Artemisia dracunculus (COMPOSITE)

DRAGONCELLO

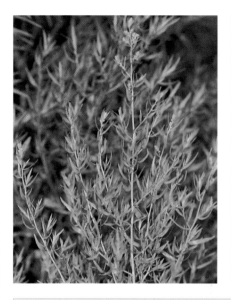

PROPRIETÀ

Come per tutte le aromatiche, attualmente l'uso alimentare prevale su quello medicinale. Le proprietà per cui ne viene consigliato l'impiego sono comunque quelle stomachiche e digestive.

CHE COSA SI USA

Le sommità fiorite e le foglie dei rametti giovani raccolte da giugno a settembre; può essere utilizzato fresco oppure essiccato in luoghi ombrosi e ventilati.

RICONOSCIMENTO

Erbacea perenne spogliante che forma cespugli alti (50-80 cm), ramificati, folti. Le foglie sono lineare-lanceolate, verde chiaro, lunghe e sottili. Fiorisce da luglio a ottobre con fiori piccolissimi, di colore giallo-verdognolo, riuniti in pannocchie. Il frutto è un piccolo achenio. Di origine russa, si è diffuso in tutta Europa, dove viene spesso coltivato negli orti come pianta aromatica; allo stato spontaneo si trovano solo esemplari sfuggiti alle coltivazioni.

IMPIEGO

Può essere consumato fresco sulle pietanze o sotto forma di tintura o infuso; quest'ultimo è utile anche per combattere meteorismo e aerofagia. In cucina trova largo impiego come aromatizzante (preferibilmente fresco) di arrosti, insalate, salse e condimenti. Masticare una foglia fresca di dragoncello può contribuire a superare eventuali crisi di singhiozzo. Oltre al dragoncello vero e proprio, è possibile reperire anche una varietà francese particolarmente aromatica che però, essendo sterile, può essere riprodotta solo per suddivisione dei cespi e non si rinviene in natura.

EDERA COMUNE
Hedera helix (ARALIACEE)

PROPRIETÀ

Presenta saponine, tannino, resine e sali minerali; è espettorante, emmenagoga e antireumatica.

CHE COSA SI USA

Le foglie ben sviluppate (anche i frutti, ma solo dietro prescrizione medica), raccolte preferibilmente in giugno-agosto, private del picciolo ed essiccate all'ombra.

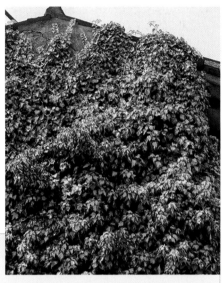

RICONOSCIMENTO

Arbusto rampicante o strisciante (20-30 m), molto rustico e sempreverde, con foglie verde scuro. Ha rami sterili con radici aeree e foglie a 3-5 lobi, spesso screziate di bianco; i rami che portano i fiori non hanno radici aeree e le foglie sono intere e con forma ovato-romboidale. I fiori, piccoli, giallo-verdastri, riuniti in racemi terminali, compaiono in estate e, nella primavera successiva, danno origine a bacche globose di colore nero-bluastro.
Molto comune dal mare alla zona montana fino ai 1000-1500 m di quota. Viene spesso coltivata come pianta ornamentale, con diverse varietà selezionate.

IMPIEGO

Infuso, decotto e vino per catarro e per mestruazioni dolorose; cataplasma delle foglie pestate o impacco con l'infuso per dolori reumatici e nevralgie.
A uso cosmetico, l'infuso aggiunto all'acqua del bagno è astringente e coadiuva le cure anticellulitiche; utilizzato per sciacquare i capelli dopo lo shampoo, li rende lucidi e scuri. Contro la cellulite è possibile anche utilizzare l'oleolito per frizioni e massaggi.

Se coltivate edera in giardino, attenzione ai bambini: tutta la pianta contiene saponine e glucosidi e può causare intossicazione, in particolare i frutti.

ELICRISO
Helichrysum italicum (COMPOSITE)

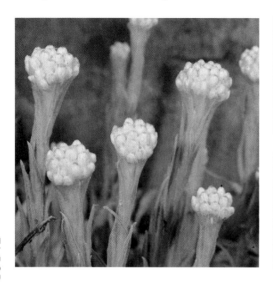

ELICRISO

PROPRIETÀ

Presenta olio essenziale, tannino, acido caffeico; è bechico e sedativo bronchiale, stimolante della circolazione, vulnerario.

CHE COSA SI USA

Le sommità fiorite raccolte all'inizio della fioritura; legate in mazzi lenti e poste a essiccare in luogo ombroso e ventilato.

Perenne, cespitosa, ricca di fusti (30 cm) senza rami, con foglie lineare-lanceolate, con bordo ripiegato verso terra; la pianta è completamente ricoperta da una peluria biancastra che emana un forte aroma. I fiori, di colore giallo chiaro, sono formati da numerosi capolini disposti a ombrella e compaiono in estate.
Comune soprattutto in Italia centromeridionale, cresce formando a volte larghe macchie colorate in luoghi aridi e rocciosi, zone marittime, pietraie.

RICONOSCIMENTO

Infuso e decotto in caso di bronchite, tosse e catarro in genere, nonché varici e dolori reumatici; per uso esterno impacchi e bagni con l'infuso per curare emorroidi, dermatosi, geloni, piedi e mani freddi dovuti alla presenza di cattiva circolazione del sangue.
L'olio essenziale di elicriso è molto stimato in profumeria. L'assunzione regolare del decotto rinforza la pelle contro i raggi solari e gli agenti atmosferici, mentre, se aggiunto all'acqua del bagno, tonifica e decongestiona la pelle.
Come altre specie dello stesso genere conserva a lungo il colore dei capolini e può essere utilizzato come fiore secco altamente decorativo (ecco il perché di alcuni dei suoi nomi popolari: semprevivo, sempiterno ecc.).

IMPIEGO

ERICA
Calluna vulgaris (ERICACEE)

PROPRIETÀ

Contiene un glucoside, tannini e sostanze amare; ottimo antisettico delle vie urinarie; diuretica e antidiarroica.

CHE COSA SI USA

Le sommità fiorite e le foglioline raccolte in agosto-settembre.

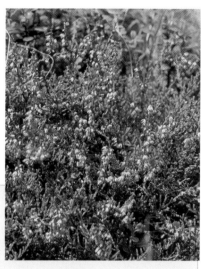

RICONOSCIMENTO

Piccolo arbusto (70 cm) contorto con folti rami ascendenti e foglie persistenti, minuscole e lineari. I fiori, riuniti in grappoli, hanno un colore rosa carnicino e compaiono in estate-autunno. Diffuso sui terreni acidi, nelle radure dei boschi di conifere, è comune nelle Alpi e negli Appennini fin oltre i 2000 m d'altezza. Nei pascoli, per la facilità di riproduzione, assume spesso carattere infestante.

ERICA

IMPIEGO

Infuso e decotto contro cistite, diarrea, per favorire l'eliminazione degli acidi urici e, in genere, per tutte le affezioni delle vie urinarie e per la loro depurazione. Il decotto può essere utilizzato per gargarismi in caso di mucose infiammate e per compresse destinate a foruncoli e infiammazioni cutanee. Preparati quali il decotto o l'infuso, aggiunti all'acqua del bagno, sono di sollievo in caso di reumatismi e aiutano a migliorare il tono muscolare. Le sommità fiorite finemente tritate possono essere utilizzate per preparare una maschera decongestionante per il viso. Non presenta alcun impiego alimentare. Vista la sua capacità di resistere a fuochi di debole entità, il legno della pianta è stato spesso utilizzato dai montanari per la costruzione di pipe.

Trattandosi di una pianta con proprietà medicamentose molto marcate, è consigliabile utilizzarla sempre dietro controllo medico.

EUCALIPTO
Eucalyptus globulus (MIRTACEE)

EUCALIPTO

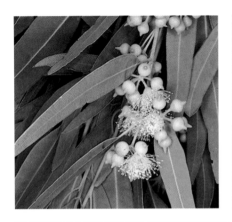

PROPRIETÀ

Particolarmente ricco di olio essenziale (eucaliptolo), è balsamico, fluidificante, antisettico, espettorante, sudorifero e febbrifugo.

CHE COSA SI USA

Le foglie colte da piante adulte in estate e conservate in contenitori chiusi dopo una rapida essiccazione.

RICONOSCIMENTO

Albero d'alto fusto (30 m) con chioma colonnare molto ampia; la corteccia grigio-chiara si sfalda in lunghe strisce scoprendo quella giovane, di colore verde-argenteo. Le foglie persistenti ma rinnovabili sono opposte, ovali, biancastre, cerose, senza picciolo negli alberi giovani; picciolate, alterne, lucenti, pendule e falcate negli alberi adulti. I fiori sono singoli, di colore biancastro e racchiusi in un opercolo; posti in prossimità dell'ascella fogliare compaiono dalla primavera all'estate.
Originario dell'Australia, si è bene adattato all'ambiente mediterraneo, occupando un'area che va dal mare fino alla collina.

IMPIEGO

Infuso, sciroppo e decotto per asma, affezioni bronchiali, febbre, tosse e sinusite; in questi casi, ottimi anche le inalazioni di vapore di infuso, i suffumigi (bruciando le foglie in un braciere) e i gargarismi con il decotto. Il decotto unito all'acqua del pediluvio per i piedi stanchi; unito all'acqua del bagno profuma la pelle e stimola l'organismo.
Le foglie usate come tabacco aiutano la respirazione.
Viene spesso utilizzato come pianta repellente per gli insetti e per la bonifica delle zone umide, dato l'alto assorbimento d'acqua esercitato dalle radici.

Essendo tossica, l'essenza va assunta soltanto a piccole dosi e dietro prescrizione medica.

FINOCCHIO SELVATICO
Foeniculum vulgare (OMBRELLIFERE)

PROPRIETÀ

Contiene amido, zucchero, pectina e un olio
essenziale (l'anetolo) balsamico; è galattagogo,
carminativo, stomachico, emmenagogo.

CHE COSA SI USA

I fusti e le foglie tenere; i semi a maturazione
conclusa, in ottobre-novembre, estratti per
battitura dalle ombrelle secche; raramente la
radice, colta alla fine del primo anno ed essiccata.

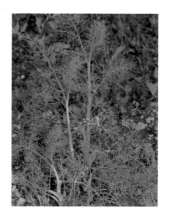

RICONOSCIMENTO

Erbacea con grossa radice fusiforme e fusto eretto (1,5 m), ramificato e striato.
Le foglie, profondamente laciniate, quasi filiformi, sono attaccate al fusto
mediante una guaina. I fiori gialli sono riuniti in vistose ombrelle apicali
e compaiono in estate. Il frutto è formato da due semi scuri, striati e leggermente
schiacciati. Tutta la pianta emana un aroma gradevole.
Ama le colline esposte al sole, i luoghi asciutti, le regioni costiere e submontane
dell'Italia centromeridionale (più raro in Settentrione). Viene coltivato negli orti
in varietà selezionate per il consumo del grosso grumolo carnoso.

IMPIEGO

Decotto e infuso per aumentare la secrezione lattea, per i disturbi da cattiva
digestione e contro la nausea. Impacchi con il decotto o cataplasmi di foglie
triturate per il gonfiore al seno. I semi pestati e mescolati ad argilla verde
ventilata per un dentifricio utile a profumare l'alito e rinforzare le gengive.
In cucina i semi trovano largo impiego per aromatizzare pietanze, dolci e liquori;
i fusti e i germogli possono essere consumati in insalata o per dare aroma
a brodi e arrosti.
Oltre alla varietà dulce, coltivata per il consumo del grumolo carnoso, viene
spesso coltivata la varietà sativum per la produzione dei semi aromatici.

Rispettare scrupolosamente le dosi prescritte, poiché l'anetolo in dosi
elevate provoca convulsioni.

FINOCCHIO SELVATICO

FRASSINO
Fraxinus excelsior (OLEACEE)

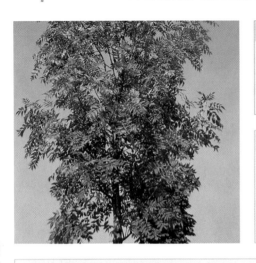

PROPRIETÀ

Tannini (in particolare la corteccia), flavonoidi, cumarine, mannitolo; astringente, diuretico e lassativo.

CHE COSA SI USA

La corteccia asportata dai rami di 2-3 anni a primavera; le foglie, raccolte a fine primavera-estate, fatte essiccare senza peduncolo; i semi.

RICONOSCIMENTO

Elegante albero (30 m) dalla corteccia grigia, inizialmente liscia poi screpolata; la chioma è slanciata, leggera con forma ovale o colonnare. Le foglie, con lungo peduncolo e opposte, costituite da 5-7 paia di foglioline appaiate e una terminale a margine seghettato, sono di colore verde intenso nella pagina superiore e più chiare in quella inferiore.
I fiori, poco appariscenti, bruno-rossastri, sono riuniti in pannocchie e compaiono in primavera. Il frutto presenta un unico seme racchiuso in una samara pendente.
Spontaneo nelle zone collinari e boscose dell'Italia centrosettentrionale, viene spesso utilizzato per riforestazione di fondivalle e per la produzione del legno (duro, elastico, chiaro e con riflessi perlacei).

IMPIEGO

Vino, infuso e decotto per febbre, stipsi, ritenzione idrica, dolori reumatici, accumulo di acidi urici ed eccesso di colesterolo.
A scopo cosmetico si può utilizzare il decotto per lavare il viso, in particolare se affetti da pelle grassa.
Il frassino è oggetto di diverse tradizioni popolari: in genere si usa il suo legno per la costruzione dei bastoni da passeggio, perché lo si ritiene in grado di allontanare i serpenti; se per festeggiare la nascita di un bimbo si pianta un frassino a lui dedicato, da grande avrà una vita onesta e un fisico sano e robusto.

GENZIANA MAGGIORE
Gentiana lutea (GENZIANACEE)

PROPRIETÀ

Ricca di sostanze amare, è apprezzata come stomachica, tonica, stimolante, vermifuga e antifermentativa.

CHE COSA SI USA

La radice raccolta da settembre a novembre ed essiccata al punto che, spezzandola, riveli all'interno il tipico colore giallo. Non va mai usata fresca.

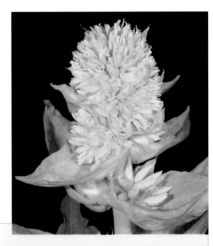

RICONOSCIMENTO

Erbacea con grossa radice a fittone, assai lunga e di colore bruno-giallastro, e fusto eretto (1,2 m). Le foglie, di grandi dimensioni sono ovali, opposte, peduncolate corte quelle inferiori, sessili quelle superiori, solcate da nervature convergenti all'apice. In estate compaiono i fiori di colore giallo, posti in gruppi da 3 a 10 all'ascella fogliare. Frequente nei prati e nei pascoli delle Alpi e degli Appennini, dai 700 m fino ai 2500 m di quota.

IMPIEGO

Polvere, tintura, macerato, decotto e vino per inappetenza e disturbi dovuti a difficoltà digestive, per stanchezza fisica e intellettuale, per convalescenza e anemia. Il decotto viene usato esternamente per enteroclismi contro i vermi intestinali. L'infuso può essere impiegato per la pulizia del viso contro la pelle grassa e per schiarire le lentiggini.
La radice, molto usata per preparare liquori digestivi, ha sapore dapprima dolciastro, quindi piacevolmente amarognolo.

*Attenersi scrupolosamente alle dosi e alle modalità prescritte, poiché in quantità elevate può causare vomito. Sconsigliato l'uso alle gestanti. Può essere facilmente confusa con il veratro o elleboro bianco (*Veratrum album*), pianta simile ma velenosa e identificabile dalle foglie, che sono alterne e con venature parallele, non convergenti.*

GINEPRO
Juniperus communis (CUPRESSACEE)

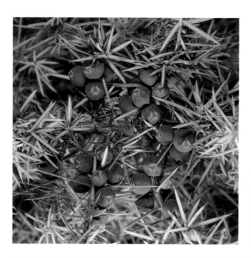

PROPRIETÀ

Ricco di resina, olio essenziale, acido ossalico e malico, è balsamico, diaforetico, tonico, emmenagogo, antireumatico.

CHE COSA SI USA

I rametti più teneri; le coccole raccolte in autunno mediante scuotimento della pianta e poi essiccate in luogo ventilato per evitare la formazione di muffe.

RICONOSCIMENTO

Arbusto legnoso o basso alberello (5 m), con fusto contorto dal portamento talvolta strisciante e corteccia ruvida e rossastra. Le foglie aghiformi, appuntite, verticillate a 3 sono solcate da una linea chiara nella pagina superiore. I fiori, dioici, giallastri quelli maschili e verdastri quelli femminili, sono disposti in prossimità dell'ascella fogliare e compaiono in primavera. I frutti, detti "coccole", sono piccole bacche sferiche di colore verde, nero-bluastre a maturazione. Frequente dalla bassa collina fino ai 1500 m di quota.

IMPIEGO

Essenza, infuso, vino e macerato per meteorismo, bruciori di stomaco, problemi diuretici e mestruazioni irregolari; frizioni con l'olio per dolori; fumigazioni per raffreddore; bagni e lavaggi per reumatismi e irritazioni della pelle. Le bacche vengono molto utilizzate in liquoristica e in cucina per aromatizzare e agevolare la digestione di pietanze a base di carne.

Poiché l'olio essenziale è ricco di terpeni, in dosi elevate le bacche possono provocare irritazione all'apparato urinario e renale. Non va somministrato a chi soffre di disturbi ai reni e al tubo digerente, né alle donne in gravidanza. Preparati, vini e liquori a base di ginepro non devono essere assunti per più di 5-6 giorni consecutivi.

GRAMIGNA
Agropyron repens (GRAMINACEE)

PROPRIETÀ

Presenta glucosidi, sostanze amare, mucillagine; ha un'azione diuretica tra le più potenti; è sudorifera e depurativa del sangue; utile nella cura dei calcoli.

CHE COSA SI USA

Il rizoma, raccolto in primavera-fine estate, pulito delle radici più piccole ed essiccato al sole; a scopo alimentare i germogli.

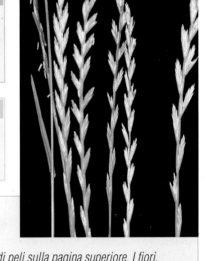

RICONOSCIMENTO

Erbacea con lunghi rizomi che emettono con estrema facilità sottili fusti eretti ruvidi (80 cm).
Le foglie, strettissime, sono ricoperte di peli sulla pagina superiore. I fiori, raccolti su spighette piatte, sono di colore verde e compaiono in estate; il frutto è una cariosside.
Infestante molto comune, predilige i terreni argillosi e umidi.

GRAMIGNA

IMPIEGO

Decotto e tisana in tutti i casi di infiammazioni di fegato, milza, vie urinarie, nonché per gotta e artrite.
Per l'uso alimentare si raccolgono le foglie tenere, che possono essere consumate in insalata, e i germogli (prima che spuntino dal terreno), da lessare e condire a piacere.
In passato è stata utilizzata per la panificazione, per la preparazione della birra e, limitatamente alle radici tostate, come surrogato del caffè. È molto ricercata dagli animali domestici, che la mangiano per purgarsi.

Nei prati e lungo le strade è presente anche Cynodon dactylon, *chiamata "gramigna rossa" o "gramigna vera", che possiede le stesse proprietà ed è temuta particolarmente come pianta infestante data la tenacia del suo apparato radicale.*

IPERICO

Hypericum perforatum (IPERICACEE)

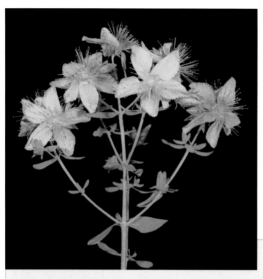

IPERICO

PROPRIETÀ

Presenta olio essenziale
e tannino; è antiflogistica,
vulneraria, astringente,
emmenagoga.

CHE COSA SI USA

Le foglie e le sommità
fiorite raccolte in estate
e fatte essiccare in luogo
ombroso e ventilato.

Pianta con corto
rizoma e fusto eretto
(1 m), legnoso e ramificato. Foglie opposte, ovali od oblunghe, picchiettate
di minuscole ghiandole trasparenti (contenenti l'essenza) che in controluce
sembrano forellini. I fiori, di colore giallo carico, sono riuniti in una sorta
di corimbo e compaiono in estate; se stropicciati, colorano la pelle di rosso.
Tutta la pianta emana un aroma gradevole.
Molto comune nei terreni asciutti, lungo i margini delle strade e ai bordi
dei campi, nelle radure.

Infuso, vino, tintura come sedativo del catarro, espettorante, per forme
asmatiche. Per uso esterno, l'olio (chiamato comunemente "olio rosso") per
massaggi e frizioni in caso di sciatica, artrite e reumatismi; lavaggi e compresse
con il decotto per infiammazioni cutanee, piaghe e scottature; cataplasma con
i fiori freschi pestati per agevolare la cicatrizzazione di piaghe e piccole ferite.
In cosmesi l'infuso per la pelle combatte arrossamenti e couperose, e aggiunto
all'acqua del bagno ha un effetto tonificante; il decotto e l'olio per nutrire la pelle
appassita e gli inestetismi della vecchiaia.
In passato veniva considerato un'erba santa, capace di tenere lontani i demoni,
e per questo appeso nelle case o utilizzato per fumigazioni "disinfestanti".

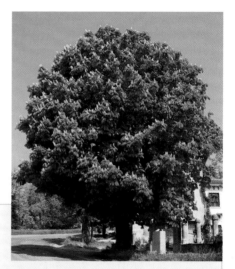

IPPOCASTANO

Aesculus hippocastanum (IPPOCASTANACEE)

PROPRIETÀ

Ricco di tannino, è vasodilatatore e febbrifugo.

CHE COSA SI USA

La corteccia dei rami; le foglie; i semi, simili alle castagne ma più grandi, raccolti maturi in autunno, pelati e lasciati essiccare al sole.

RICONOSCIMENTO

Albero maestoso (30 m) con chioma molto fitta ed espansa, grossi rami e corteccia scura screpolata. Le foglie, dotate di lungo picciolo, sono composte da 5-7 foglioline obovate, dentate, di colore verde scuro. In primavera compaiono i fiori, bianchi, punteggiati di giallo e rosso, raccolti in grappoli vistosi. Il frutto è una capsula verde spinosa contenente 1-2 grossi semi marroni.
Originario dell'Asia, è molto diffuso in ambiente collinare e pedemontano fino a 1000 m di quota; spesso viene coltivato come pianta ornamentale.

IMPIEGO

Alcolato, decotto (ha sapore particolarmente amaro, quindi non è da tutti gradito) e vino per disturbi della circolazione; allo scopo è utile anche il decotto aggiunto all'acqua del bagno. Per uso esterno l'unguento per varici, emorroidi e geloni. Contro la couperose utilizzare il filtrato del decotto di frutti privati della scorza; la farina dei frutti, mescolata a farine di mandorle dolci, avena e olio, è un'ottima pasta per massaggiare le mani sciupate.
La tradizione consiglia di tenere in tasca i frutti dell'ippocastano per allontanare il raffreddore.

IPPOCASTANO

Somministrare solo dietro prescrizione medica. Mai consumare la scorza e la corteccia dei frutti e dei semi, né frutti e semi freschi, perché tossici.

ISSOPO
Hyssopus officinalis (LABIATE)

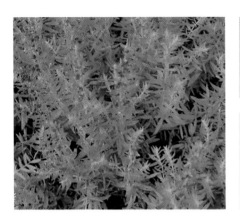

PROPRIETÀ

Presenta olio essenziale, tannini, flavonoidi; è pettorale, carminativa, depurativa, cicatrizzante.

CHE COSA SI USA

Le foglie e le sommità fiorite colte all'inizio della fioritura, essiccate in luogo ombroso e ventilato e conservate all'asciutto.

ISSOPO

RICONOSCIMENTO

Perenne a portamento cespuglioso, con esili fusti (50-60 cm) quadrangolari, fitti, eretti; foglie piccole di forma oblunga-lanceolata, con nervatura evidenziata. All'ascella delle foglie in estate compaiono i fiori, di un bel colore blu violetto, raccolti in spighe.
Diffuso nei climi temperati e miti, predilige le zone soleggiate della collina e della montagna, i terreni asciutti e sassosi. Spesso viene coltivato come pianta aromatica.

IMPIEGO

Infuso e decotto come tonico del sistema nervoso, contro ansia, raucedine e tosse, meteorismo e cattiva digestione; per una cura depurativa al termine dell'inverno assumere 2 tazze di infuso per 15 giorni.
L'infuso presenta molteplici usi esterni: in compresse per gli occhi stanchi; usato quotidianamente come lozione per il viso aiuta a purificare la pelle; in compresse e lavaggi per la pulizia e la cicatrizzazione di piaghe e ferite; per sciacqui e gargarismi contro le infiammazioni della gola.
In cucina viene impiegato come pianta aromatica per insaporire diverse pietanze, oltre che liquori e aceti.

In dosi elevate l'essenza può causare crisi epilettiche in soggetti predisposti. La pianta è controindicata per chi soffre di malattie nervose; comunque, in caso di disturbi gravi, consultare il medico prima di assumerla.

LAMPONE
Rubus idaeus (ROSACEE)

PROPRIETÀ

Ricco di vitamina C, zucchero, acido citrico, sali minerali, tannino e pectina; è rinfrescante, lassativo, antinfiammatorio, astringente.

CHE COSA SI USA

I frutti in estate, allorché sono maturi; i fiori e le foglie fatte essiccare in luogo ombroso e ventilato.

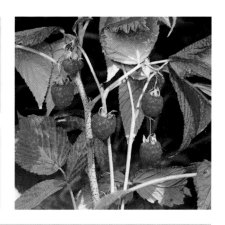

RICONOSCIMENTO

Arbusto stolonifero con molti fusti (2 m), inizialmente semplici ed eretti poi, al secondo anno, arcuati e ramificati. Le foglie, verdi nella pagina superiore e bianco-tomentose in quella inferiore, sono imparipennate, suddivise in 3-7 foglioline ovate, seghettate. I fiori, bianchi, piccoli, riuniti in grappoli, compaiono al secondo anno in primavera-estate. I frutti sono rosa carico, appena pelosi, formati da tante piccole drupe strettamente unite tra loro.
Cresce spontaneamente nelle boscaglie, nelle radure ombrose fino a 2000 m di quota. Viene coltivato con diverse varietà selezionate anche su larga scala per il consumo dei frutti.

IMPIEGO

Infuso, decotto e sciroppo per stipsi, per mestruazioni dolorose, per favorire la diuresi e disintossicare l'organismo.
Per uso esterno, compresse di decotto di foglie per ragadi ed emorroidi; gargarismi sia con il decotto di foglie sia con il succo dei frutti per combattere le infiammazioni della gola; compresse imbevute nel succo e lavaggi per infiammazioni cutanee.
I frutti vengono frequentemente usati per la preparazione di dessert, conserve dolci, aceto e liquori. Benché anche le radici di lampone siano commestibili, il loro utilizzo non è molto frequente; prima di consumarle occorre raschiarle e cuocerle a lungo per farle diventare tenere.
In passato se ne consigliava la somministrazione alle donne in gravidanza per facilitare il parto e scongiurare il rischio di aborto.

LAMPONE

LATTUGA
Lactuca sativa (COMPOSITE)

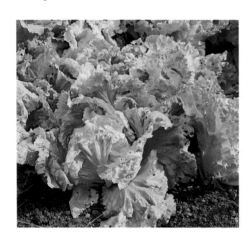

PROPRIETÀ

Ricca di ferro, potassio, calcio e magnesio, è calmante, emolliente, sedativa, leggermente anafrodisiaca.

CHE COSA SI USA

La parte più attiva è il lattice delle foglie, ma in genere si usano le foglie (gambo compreso) e la polvere dei semi.

LATTUGA

RICONOSCIMENTO

Erbacea annuale con radice a fittone ricco di radichette, da cui si sviluppa una rosetta di foglie larghe, intere e glabre, la cui forma differisce a seconda della varietà. Dalla rosetta di foglie si sviluppa anche il fusto fiorale, che porta fiori gialli raccolti a pannocchia.
Sotto il nome generico di lattuga vengono raggruppate diverse varietà annuali o biennali, coltivate negli orti per il consumo delle foglie, larghe e intere, che vanno colte prima che inizi la crescita del fusto e la secrezione del lattice.

IMPIEGO

Il consumo della pianta fresca aiuta in caso di anemia, nervosismo e stipsi; è inoltre utile ad abbassare la pressione sanguigna. Succo fresco, infuso e decotto delle foglie, polvere dei semi per combattere il nervosismo, la stipsi, la tosse, l'asma e i dolori reumatici. Cataplasmi di foglie sul petto per calmare la tosse e su grossi foruncoli.
Lavare il viso con decotto di lattuga aiuta in caso di pelle arrossata e congestionata; per lo stesso scopo e in caso di scottature è possibile impiegare anche la polpa triturata delle foglie.
Verdura molto utilizzata in cucina sia cruda che cotta.
Dalle foglie e dallo stelo si ricava il lattice che, previa essiccazione al sole, prende il nome di "lattucario" ed è utilizzato come calmante e antispasmodico.
L'acqua di cottura della pianta, somministrata ai bambini, aiuta a combattere il catarro notturno e l'insonnia.

LAVANDA
Lavandula officinalis, L. angustifolia (LABIATE)

PROPRIETÀ

Presenta un olio essenziale molto attivo ed è antisettica delle vie urogenitali, pettorale, antidepressiva.

CHE COSA SI USA

Le sommità fiorite fatte essiccare in luogo ombroso e ventilato.

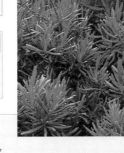

RICONOSCIMENTO

Suffrutici perenni e sempreverdi di piccole dimensioni (60-100 cm), legnosi alla base, con rami laterali leggermente prostrati. Foglie lineare-lanceolate verde-grigiastre e fiori, violetti, alquanto profumati, raggruppati in spighe. La fioritura avviene in estate.
Pianta rustica e resistente, allo stato spontaneo cresce sulle colline aride e sassose dell'Italia meridionale. Viene coltivata in ampie distese per la produzione dell'essenza, e anche in orti e giardini come ornamentale.

LAVANDA

IMPIEGO

Infuso e tintura contro le affezioni delle vie respiratorie e in caso di leucorrea, cistite, emotività eccessiva, emicrania; per la leucorrea anche irrigazioni vaginali. L'infuso aggiunto all'acqua del bagno per calmare le persone nervose e per sciacquare i capelli dopo lo shampoo in caso di seborrea. Molto utilizzata dall'industria per la profumazione di saponi e di altri prodotti cosmetici. Per quanto risulti strano, la lavanda può anche essere impiegata in cucina, in dosi molto piccole, per dare alle pietanze un aroma insolito. Le spighe fiorali mantengono a lungo il profumo intenso e possono essere conservate in sacchetti e vasetti per profumare ambienti e armadi. In Italia sono presenti diverse specie di lavanda, che dimostrano, però, tutte le medesime proprietà medicinali.

Attenersi scrupolosamente alle dosi prescritte. Incompatibile con ferro e iodio.

LIMONE

Citrus limonum (RUTACEE)

LIMONE

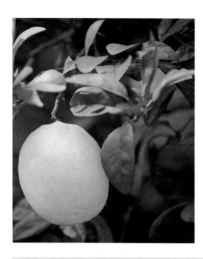

PROPRIETÀ

Presenta olio essenziale, acido citrico, acido malico, vitamine C, gruppo B e A, sali minerali e oligoelementi. Svolge azione equilibrante sul metabolismo, è rinfrescante, tonico, diuretico, digestivo, antisettico, astringente e vitaminizzante.

CHE COSA SI USA

Si può utilizzare tutto, ma in genere solo il succo fresco, spremuto dai frutti maturi, e la scorza, ricca di ghiandole oleifere.

RICONOSCIMENTO

Alberello (3-6 m) sempreverde con corteccia liscia, rami spinosi, foglie picciolate, appuntite, di forma larga ed ellittica a margine seghettato. I fiori, posti all'ascella fogliare, sono bianchi e compaiono, a seconda delle zone, dalla primavera all'estate. Il frutto è un esperidio di forma ovale, con scorza più o meno sottile e bitorzoluta, verde da giovane e giallo citrino a maturità. Originario dell'Asia, si è diffuso nell'area mediterranea e, quindi, in Italia meridionale e insulare; è presente anche nei laghi prealpini italiani.

IMPIEGO

L'assunzione regolare del succo a digiuno ha azione depurativa su tutto l'organismo ed è consigliata per nausee, reumatismi, inappetenza, bronchiti, digestione difficile, diarrea ed enteriti. Periodi di cura con il succo avranno una benefica azione purificatrice sul sangue; assunto durante cure dimagranti agevola la diuresi.
Il succo è un ottimo tonico per la pelle del viso; risciacquarsi i capelli con acqua e succo li rende morbidi e lucenti. Molto impiegati a scopo alimentare sia il frutto tal quale sia il succo per aromatizzare pietanze, bevande, liquori ecc.

Evitare l'utilizzo della scorza se i frutti provengono da coltivazioni in cui si effettuano trattamenti con prodotti tossici.

LINO
Linum usitatissimum (LINACEE)

PROPRIETÀ

Contiene mucillagine, proteine, grassi; è lassativo, antinfiammatorio, emolliente.

CHE COSA SI USA

I semi raccolti prima della completa maturazione, separati dalla pianta per battitura e fatti bene asciugare all'aria.

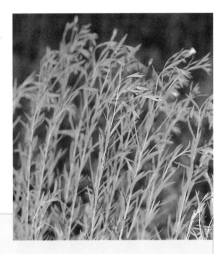

RICONOSCIMENTO

Erbacea annuale con fusto eretto (80 cm), ramoso nella parte finale, privo di nodi. Le foglie sono sottili, lanceolate, alterne, di colore verde pallido. Da maggio ad agosto porta fiori piuttosto piccoli e celesti.
Cresce in regioni a clima temperato; se ne coltivano varietà selezionate per l'estrazione della fibra e per la produzione dell'olio. Più frequente allo stato spontaneo sono L. angustifolium e, in montagna, specie quali L. alpinum e L. austriacum, *che presentano fiori gialli e rosa.*

IMPIEGO

Infuso e macerato per stipsi, infiammazione delle vie digestive e urinarie, coliche ed emorroidi. Decotto, olio e farina per uso esterno, in particolare: compresse dei semi cotti per costipazioni pettorali, cataplasma di farina per alleviare i dolori reumatici e la gotta, gargarismi con l'infuso per infiammazioni della gola.
La farina e l'olio di lino sono molto utilizzati in profumeria per la preparazione di saponi e balsami; il decotto aggiunto all'acqua del bagno è un ottimo rimedio per la pelle arrossata e irritata.
È stata sicuramente una delle prime piante coltivate dall'uomo, ed esistono testimonianze antichissime del suo impiego per la produzione di tessuti (allo scopo si lavorano le fibre ricavate dai fusti della pianta).

Usare sempre farina e semi freschi, poiché irrancidiscono velocemente.

LIQUIRIZIA
Glycyrrhiza glabra (PAPILIONACEE)

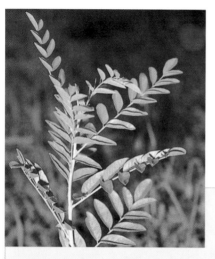

PROPRIETÀ

Emolliente, espettorante, rinfrescante e diuretica.

CHE COSA SI USA

La radice e gli stoloni di esemplari di almeno tre anni di età; puliti dalla corteccia, si fanno essiccare al sole.

RICONOSCIMENTO

Alberello (1 m) dal fusto eretto con striature longitudinali e foglie imparipennate, picciolate, composte da 4-8 foglioline ovali opposte e concluse da una fogliolina apicale. I fiori, di colore lilla e riuniti in spighe, compaiono in estate.
Tipica pianta mediterranea, viene coltivata nelle regioni meridionali e insulari per ricavarne il succo.

IMPIEGO

Decotto, infuso, estratto (o succo) e macerato per tosse e bronchite, stipsi, ritenzione idrica, disturbi da cattiva digestione. Il succo in particolare è utile in caso di ulcere gastriche ed è spesso consigliato in caso di stress.
Per uso esterno, impacchi di decotto sugli occhi affetti da congiuntivite e gargarismi per affezioni della bocca.
Molto utilizzata dall'industria dolciaria e, in casa, per la preparazione di bevande dissetanti. È anche una delle piante più utilizzate nella medicina cinese.
In passato era molto diffusa l'abitudine di masticare pezzetti di legno di liquirizia per pulire i denti e allontanare il vizio del fumo.

Rispettare scrupolosamente le dosi. L'abuso di acido glicirrizico contenuto nella liquirizia causa ipertensione arteriosa e, negli alcolizzati, disturbi neuropsichici. I malati di ulcera, tabagismo e alcolismo hanno la possibilità di acquistare in farmacia compresse prive di acido glicirrizico.

LUPPOLO

Humulus lupulus (CANNABINACEE)

PROPRIETÀ

*Presenta olio essenziale, resine
e un alcaloide narcotico; emmenagogo,
sedativo, anafrodisiaco, amaro-tonico.*

CHE COSA SI USA

*I coni senza il peduncolo, essiccati
all'ombra e battuti per ricavare granellini
(luppolino) da conservare in vasi scuri
al riparo dalla luce e per breve tempo.
Per uso alimentare i germogli apicali.*

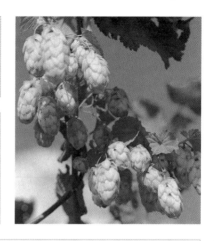

RICONOSCIMENTO

*Perenne con rizoma stolonifero e fusto angoloso (5 m), volubile, fragile,
ricoperto di peli ruvidi. Le foglie sono di colore verde tenero, opposte, ruvide
superiormente, dotate di picciolo e palmate. In estate compaiono i fiori: quelli
maschili, di colore bianco-verdognolo, riuniti in pannocchie ascellari; quelli
femminili in brevi spighe dette "coni". I frutti sono acheni grigiastri, ricchi
di granellini gialli, ovvero ghiandole resinifere di odore intenso e sapore amaro.
Pianta rustica e diffusa, specie in Italia settentrionale, nei luoghi freschi
di pianura e collina, nelle radure boscose, lungo le siepi e ai margini dei sentieri.
A volte viene coltivata nei giardini come rampicante ornamentale.*

IMPIEGO

*L'infuso e la polvere sono utili in caso di insonnia, nervosismo, eccitabilità
sessuale e inappetenza, oltre che per calmare i dolori di stomaco.
L'olio essenziale conferisce alla pianta un sapore amarognolo ma piacevole.
In cucina vengono impiegati i giovani getti lessati e poi consumati al pari degli
asparagi come verdura, in risotti, minestre e salse.
Il maggiore utilizzo del luppolo è però certamente quello inerente alla produzione
della birra, alla quale viene aggiunto il decotto della pianta per conferire sapore
amaro, favorire la chiarificazione e impedire l'acetificazione.*

Gli strobili freschi a contatto con la pelle possono provocare irritazioni.

LUPPOLO

MAGGIORANA
Origanum majorana (LABIATE)

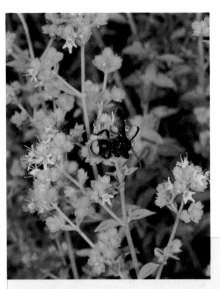

PROPRIETÀ

Molto ricca di vitamina C, contiene olio essenziale, tannini, acido rosmarinico, sostanza amara. È aromatica, amara, sedativa, antispasmodica, espettorante.

CHE COSA SI USA

I rametti e le sommità fiorite in luglio-agosto. Va essiccata in luogo ombroso, asciutto e ventilato.

RICONOSCIMENTO

Erbacea cespitosa perenne, con rizoma ricco di radichette e piccoli fusti (40-60 cm) eretti e ramificati. Le foglie sono piccole, ovali, con corto picciolo e ricoperte di una leggera peluria. In estate compaiono piccoli fiori bianco-rosati.
Tutta la pianta è caratterizzata da un profumo fortemente aromatico.
Di origine asiatica, ha avuto notevole diffusione in tutta Europa grazie alle sue proprietà. Presente spesso nei giardini, è più raro trovarla allo stato spontaneo.

IMPIEGO

Infuso e tintura per nervosismo, emicrania, nevralgie, mal di denti, mestruazioni dolorose, digestione difficile.
Per uso esterno: frizioni con l'olio o con l'infuso per dolori reumatici e nevralgie; inalazioni di vapori dell'infuso per raffreddore e catarro.
L'olio essenziale viene molto usato anche in profumeria.
L'aroma, simile a quello dell'origano, è particolarmente ricercato in cucina per insaporire minestre, verdure, stufati, carni e conserve.

L'essenza presenta una marcata azione antispastica, favorendo il rilassamento della muscolatura, soprattutto digestiva e respiratoria; è bene quindi non assumerla in forti dosi.

MALVA
Malva silvestris (MALVACEE)

PROPRIETÀ

Ricca di mucillagini, contiene anche potassio, ossalato di calcio, pectina e vitamine. Soprattutto lassativa, è anche antiflogistica, emolliente, bechica, oftalmica.

CHE COSA SI USA

I fiori raccolti all'inizio della fioritura; i getti e le foglie più tenere colti al mattino presto. Può venire essiccata in un luogo che sia ombroso e ventilato.

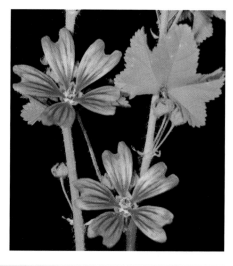

MALVA

RICONOSCIMENTO

Perenne con portamento cespuglioso eretto o prostrato. Il fusto (60-80 cm), legnoso alla base, porta foglie picciolate, a 5-7 lobi, con margine dentato e ricoperte di peli. I fiori, che spuntano all'ascella delle foglie da aprile a ottobre, sono di colore rosa-lilla con striature più scure.
Frequente in prati e luoghi incolti di pianura e collina. Viene coltivata come pianta aromatica e verdura, ma più spesso è presente spontaneamente anche negli orti e nei giardini.

IMPIEGO

Come verdura contro la stipsi; infuso e decotto (anche in clisteri e semicupi) per stipsi, irritazioni della bocca, dello stomaco, dell'intestino e dei reni, in caso di tosse e catarro; lavaggi e impacchi con l'infuso per occhi infiammati e congiuntivite. L'infuso aggiunto all'acqua del bagno per un effetto emolliente e idratante; utilizzato come lozione per la pelle arrossata e con couperose.
In cucina si impiegano i germogli, le foglioline, ma anche i fiori freschi (per completare gustose insalate primaverili). Oltre che mangiate crude, da sole o assieme ad altre verdure, le foglie possono essere utilizzate per insaporire risotti e minestre; in tal caso vanno prima liberate dalla costolatura e tritate finemente.
L'uso della malva è antichissimo: se ne trovano già cenni in epoca romana e greca. Tuttora nelle erboristerie è una delle piante medicinali più vendute.

MELISSA
Melissa officinalis (LABIATE)

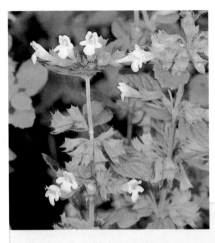

MELISSA

PROPRIETÀ

Ricca di olio essenziale, tannini, sostanze amare, mucillagine e amido; è antispasmodica, carminativa, stomachica, emmenagoga e tonica.

CHE COSA SI USA

Le foglie e le sommità fiorite; si essicca in luogo ombroso e ventilato.

Erbacea perenne dal portamento cespuglioso, con rizoma orizzontale e fusto (80 cm) ramificato alla base, quadrangolare e peloso. Le foglie sono picciolate, ovali, pelose, con margine dentato e solcate da numerose nervature. Da maggio ad agosto compaiono i fiori, dapprima di colore giallo-biancastro, poi rosati. Tutta la pianta al contatto emana profumo di limone. Frequente lungo i sentieri, le strade, le siepi e negli incolti. In passato veniva coltivata come aromatica più frequentemente di adesso.

Infuso e vino per vertigini, nervosismo, stimolare l'appetito, facilitare la digestione e in caso di stanchezza eccessiva.
Per uso esterno la melissa è uno stimolante cutaneo; per questa ragione si consiglia di aggiungere l'infuso all'acqua del bagno o di utilizzarlo in lozioni per la pulizia del viso o, ancora, come detergente intimo.
In cucina viene impiegata in piccole dosi per insaporire bevande, insalate fresche, frittate, carne e pesce. Viene anche usata per la preparazione di liquori con proprietà digestive e per aromatizzare l'aceto.
La melissa è uno degli ingredienti della nota Acqua antisterica dei Carmelitani Scalzi, rimedio utile in caso di insonnia ed eccitazione nervosa.

L'essenza pura della pianta è ritenuta stupefacente, ma poco tossica. In piccola quantità può causare torpore e rallentare le pulsazioni cardiache.

MENTA
Mentha piperita (LABIATE)

PROPRIETÀ

Ricca di olio essenziale, resine e sostanze amare, è espettorante, carminativa, digestiva. Il mentolo, presente nell'olio essenziale, si usa anche come anestetico.

CHE COSA SI USA

Le foglie e le sommità fiorite. Può essere essiccata in luogo ombroso e ventilato.

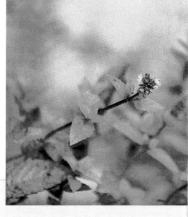

RICONOSCIMENTO

Erbacea (70 cm) con radice biancastra, stolonifera e ricca di rami con foglie oblungo-lanceolate, opposte, brevemente picciolate con margine dentato. Fiorisce in tarda primavera-estate con fiori rosso-rosati, riuniti in spighe. Presente allo stato selvatico, viene anche coltivata su larga scala per l'utilizzo terapeutico e cosmetico. Se la piperita è la menta più coltivata a scopo terapeutico, anche altre specie più diffuse allo stato spontaneo — M. spicata, M. viridis, M. rotundifolia — presentano le stesse proprietà medicinali.

MENTA

IMPIEGO

Essiccata e sparsa sul cibo ne agevola la digestione; infuso e tintura per nervosismo, dolori ventrali, diarrea e mestruazioni irregolari; il tè di menta è digestivo e rinfrescante. Gargarismi con l'infuso sono utili per disinfettare bocca e gola. In unione a bicarbonato di calcio e di sodio per una pasta dentifricia utile alla pulizia dei denti e per profumare l'alito. Si consigliano lavaggi con l'infuso per decongestionare il viso e combattere la pelle grassa.
Oltre che dall'industria cosmetica, l'essenza viene spesso sfruttata da quella farmaceutica per rendere gradevoli medicinali di cattivo sapore.
Per aromatizzare le pietanze è meglio preferire le altre mente, tralasciando la piperita che ha un aroma troppo marcato. Quest'ultima viene piuttosto usata per liquori, bevande e prodotti dolciari.

Non assumere l'essenza in forti dosi.

MIRTILLO
Vaccinium myrtillus (ERICACEE)

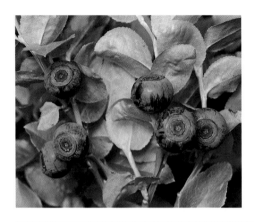

PROPRIETÀ

Ricco di vitamine A e C, acidi organici, tannino e sali minerali, è astringente, disinfettante, antinfiammatorio.

CHE COSA SI USA

Le foglie fresche o essiccate; le bacche raccolte a perfetta maturazione.

MIRTILLO

RICONOSCIMENTO

Piccolo arbusto (50 cm) semilegnoso da cui si dipartono fusti eretti ramificati con foglie ovate, alterne, dotate di breve picciolo e margine finemente dentato. In primavera, alla comparsa delle foglie, fiorisce con fiori penduli di colore verdastro con sfumature rosa.
Il frutto è una bacca rotondeggiante, grossa come un piccolo acino, carnosa, di colore nero-violaceo e ricoperta da una pruina azzurrina.
Abbastanza frequente nei boschi montani fino a oltre 2000 metri d'altezza.

IMPIEGO

Il frutto fresco, il succo, l'infuso e il decotto per diarrea, arteriosclerosi; il vino viene consigliato in caso di debolezza. Per uso esterno bagni e semicupi con il decotto delle foglie per emorroidi; gargarismi con il decotto o con il succo delle bacche per infiammazione della bocca e della gola.
Il decotto per la pulizia del viso per contrastare i punti neri e i pori dilatati; aggiunto all'acqua del bagno ha un effetto astringente.
I frutti sono molto usati in cucina sia per il consumo fresco sia come ingrediente per la preparazione di dolci, conserve e liquori. Per la produzione alimentare si coltivano in genere il mirtillo gigante (V. corymbosum), con frutti grossi il doppio della specie selvatica, o il mirtillo rosso (V. vitis-idaea).

L'uso prolungato delle foglie può essere pericoloso. Non confondere i frutti con altri vegetali velenosi, come il mirtillo palustre (V. uliginosum).

NEPETELLA
Calamintha officinalis (LABIATE)

PROPRIETÀ

Presenta olio essenziale, tannino, mucillagine, sostanze amare; è carminativa, antispasmodica e tonica.

CHE COSA SI USA

Foglie e sommità fiorite, raccolte in estate al momento della fioritura, legate in fasci lenti e lasciate essiccare in luogo ombroso e ventilato.

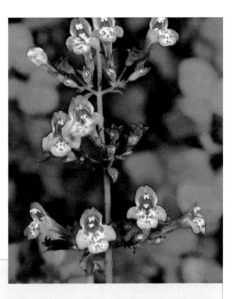

NEPETELLA

RICONOSCIMENTO

Erbacea con rizoma stolonifero e fusti eretti (30 cm), esili e ramificati; le foglie, dotate di picciolo, sono opposte, ovali, con margine dentato quelle superiori, di forma tonda quelle inferiori.
Da giugno ad agosto porta fiori di colore rosa intenso, riuniti in piccoli gruppi.
Tutta la pianta presenta un aroma simile a quello della menta.
Frequente sia in pianura che in montagna (1500 m) nei luoghi freschi e ombrosi, nei terreni incolti; spesso forma ampie colonie.

IMPIEGO

Ha gli stessi impieghi della menta. L'infuso è utile per tutti i problemi legati a cattiva digestione, oltre che per dolori al ventre, vertigini, disturbi bronchiali. L'infuso può essere aggiunto all'acqua del bagno per un effetto tonico e stimolante o utilizzato (allo stesso scopo) per tamponare la pelle del viso. In cucina viene usata per aromatizzare carni e verdure. Si crede abbia effetto afrodisiaco e a questo scopo si confeziona un vino in cui viene associata a cannella, chiodi di garofano e vaniglia.

NOCE

Juglans regia (JUGLANDACEE)

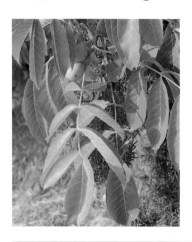

PROPRIETÀ

Ricco di vitamine A, PP e gruppo B, oli e tannino soprattutto; è nutritivo, stimolante, tonico, stomachico, blandamente lassativo (la corteccia).

CHE COSA SI USA

Le foglie raccolte in estate e fatte essiccare in luogo semiombroso; il mallo fresco, quando è ancora verde; i frutti raccolti in ottobre e fatti essiccare per un certo periodo.

RICONOSCIMENTO

Albero (20 m) vigoroso, con portamento possente e ramificazioni solide, corteccia di color grigio-cinerognolo che si screpola con l'invecchiamento. Foglie, piuttosto grandi, imparipennate e composte da 7-9 foglioline. In primavera compaiono i fiori: di colore verdastro e riuniti in amenti pendenti quelli maschili, raggruppati in 2-5 alle estremità dei rami quelli femminili. Il frutto è una drupa ovoidale, la noce, ricoperta di un mallo polposo verde all'inizio, scuro e oleoso a maturazione. Tipico delle zone montane, il noce viene frequentemente coltivato sia in ambiente alpino che appenninico, dai 500 ai 1000 m di quota.

IMPIEGO

Infuso, sciroppo o vino per anemia e stanchezza, rachitismo, digestione difficile e depurazione dell'organismo. Molti gli usi esterni: succo del mallo contro le verruche; cataplasma delle foglie per ulcere cutanee; irrigazioni di decotto contro leucorrea e infiammazioni vaginali; gargarismi con l'infuso per infiammazioni di bocca e gola o impacchi e lavaggi per crosta lattea e irritazioni della pelle. Tra gli usi cosmetici: infuso per lavare i capelli contro forfora e caduta. Il frutto secco si consuma tal quale e nella preparazione di dolci e liquori.

Incompatibile con taluni vegetali, non va associato con altri rimedi, salvo prescrizione medica. Frutti e olio, se conservati a lungo, irrancidiscono.

OLIVO
Olea europaea (OLEACEE)

PROPRIETÀ

Ipotensivo, emolliente, lassativo, nonché tonico epatico.

CHE COSA SI USA

Le foglie raccolte tutto l'anno; la corteccia in febbraio-marzo o ottobre-novembre; i frutti da novembre a gennaio.

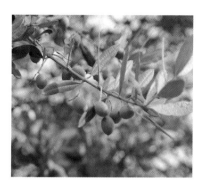

RICONOSCIMENTO

Albero (10 m) sempreverde dal caratteristico portamento, con tronco contorto. Le foglie sono opposte, di colore verde scuro nella pagina superiore e argentate in quella inferiore, con forma lanceolata e consistenza coriacea. I fiori, insignificanti, sono di colore bianchiccio e riuniti in racemi. Il frutto è una drupa carnosa di forma ovale, ricca di olio, con all'interno un grosso seme duro. La pianta può superare i 600 anni di vita.
Tipico delle regioni mediterranee a clima temperato, tanto da essere la pianta più rappresentativa dell'intero areale. Cresce e viene coltivato in pianura quanto in collina, in prossimità del mare e dei laghi prealpini, con diverse varietà per il consumo delle olive da tavola e per la produzione dell'olio.

IMPIEGO

Olio nell'alimentazione e assunto come rimedio (meglio se a digiuno) per ulcera gastrica, stipsi, calcoli. Il decotto o la polvere delle foglie o della corteccia per reumatismi, gotta e ipertensione arteriosa.
Per uso esterno: il decotto in lavaggi di piaghe e ferite o in compresse per emorroidi; olio assunto per bocca o con enteroclisma per stipsi; ancora l'olio per massaggiare le gengive infiammate. In cosmesi l'olio di oliva viene utilizzato per ammorbidire la pelle e nutrire i capelli.
Numerosissimi gli impieghi in campo alimentare, sia dei frutti che dell'olio.

Se si usa l'olio di oliva in campo medicinale e dietetico, si raccomanda di scegliere un prodotto di prima spremitura a freddo, le cui proprietà non sono quindi state alterate dal processo di produzione.

ORIGANO
Origanum vulgare (LABIATE)

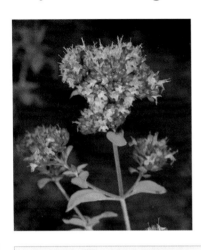

PROPRIETÀ

Presenta tannino e sostanza amara. È ricco di un olio essenziale particolarmente aromatico dalle stesse proprietà di quello di timo; in particolare è tonico, stomachico, antisettico, espettorante.

CHE COSA SI USA

Le foglioline e le sommità fiorite, che vanno raccolte in estate, in piena fioritura. Si essicca in luogo ombroso e ventilato.

ORIGANO

RICONOSCIMENTO

Erbacea perenne cespitosa, con fusto (50 cm) eretto, legnoso, ramificato superiormente e rossastro. Le foglie sono opposte, picciolate e di forma ovale con colorazione differente sulle due pagine. I fiori, di un bel colore rosato, compaiono in estate raccolti in pannocchie terminali.
Comune nelle regioni mediterranee, predilige i luoghi solatii, siccitosi, le colline soleggiate, le montagne aspre e riarse dal sole. Viene spesso coltivato anche negli orti come pianta aromatica.

IMPIEGO

Sparso sul cibo per i disturbi dovuti a cattiva digestione (meteorismo, emicrania ecc.); infuso e vino per stimolare le funzioni dello stomaco, risolvere mal di testa, dolori ventrali e raffreddore. Suffumigi per raffreddore; gargarismi per gola infiammata; cataplasma caldo delle foglie in caso di torcicollo.
In profumeria viene utilizzata l'essenza; l'infuso unito all'acqua del bagno ha effetto stimolante, profuma e purifica la pelle.
In cucina viene largamente impiegato come pianta aromatica per insaporire carni arrosto e in umido, pesce, salse, pizze e conserve.

Data la caratteristica estremamente volatile dell'olio essenziale, essiccare velocemente le parti di origano destinate alla conservazione, così da non ridurne le virtù. Spesso viene confuso con la maggiorana.

ORTICA
Urtica dioica (URTICACEE)

PROPRIETÀ

*Ricca di clorofilla, vitamina C e sali minerali,
è emostatica, vasocostrittrice, antiflogistica.*

CHE COSA SI USA

*Tutta la pianta finché è giovane, le sole foglie in
primavera-estate. Anche rizoma e radici estirpati
in autunno ed essiccati all'ombra. Appena il fusto
lignifica non è più utilizzabile a scopo alimentare.*

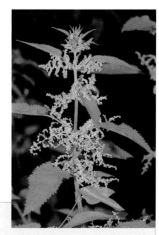

RICONOSCIMENTO

*Erbacea con rizoma lungo, ricco di radichette,
e fusto eretto (1,5 m), con sezione
quadrangolare. Le foglie sono opposte, ovato-lanceolate, picciolate, con margine
dentato. In estate compaiono fiori insignificanti, piccoli e verdastri, raccolti
in spighe pendenti. Tutta la pianta è ricoperta da fastidiosi peli urticanti.
Molto frequente, anche in gruppi estesi, lungo i cigli delle strade, tra le macerie,
nelle radure boscose, nei pressi delle case abbandonate.*

ORTICA

IMPIEGO

*Come cibo per una cura disintossicante; decotto, succo, infuso o sciroppo
per depurare l'organismo, per affezioni intestinali, anemia, artrite, reumatismi.
Per uso esterno: frizioni con lozione per rinforzare il cuoio capelluto
e combattere la caduta dei capelli, la seborrea e la forfora; cataplasmi delle foglie
sbollentate e tritate per ferite, emorragie e irritazioni cutanee.
Tra le piante selvatiche più apprezzate per il sapore delicato, in cucina viene
utilizzata, previa bollitura, per minestre e risotti, ma è ottima anche come verdura,
nel ripieno dei ravioli e nelle frittate.
In campagna si mescola l'ortica tritata al mangime per le galline per migliorare
la produzione di uova. Il decotto e il macerato hanno effetto antiparassitario
sulle piante di casa e dell'orto.*

*Non consumare i semi. Proteggersi le mani con guanti durante la raccolta.
Le sostanze irritanti contenute nei peli si neutralizzano con la cottura.*

ORZO
Hordeum vulgare (GRAMINACEE)

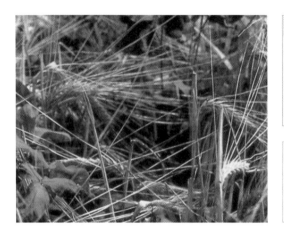

PROPRIETÀ

Particolarmente nutritivo
e ricco di amido e fosforo,
è anche antinfiammatorio,
rinfrescante, emolliente,
galattagogo.

CHE COSA SI USA

Le cariossidi (frutto secco
proprio delle graminacee,
contenente un solo seme).

RICONOSCIMENTO

Pianta annuale dal fusto eretto (1 m), cavo, dotato di nodi, e dalle foglie,
di colore verde, ruvide, lineari.
I fiori sono raccolti in spighe e compaiono in primavera; i frutti sono cariossidi
racchiuse da glumette esterne a spiga.
Di origine asiatica, è tra le più antiche piante coltivate dall'uomo e lo è stata,
probabilmente, ancora prima del frumento. In Italia e nel resto dell'Europa viene
coltivata in maniera intensiva.

IMPIEGO

Nell'alimentazione facilita la digestione dei dispeptici, dei malati e dei bambini
piccoli; come decotto o malto per convalescenza e debolezza fisica, per
infiammazione degli apparati digerente e urinario, per nervosismo; l'infuso
di malto per agevolare la secrezione del latte.
Per uso esterno: cataplasmi con la farina per far maturare gli ascessi e contro
i dolori reumatici; impacchi con il decotto su occhi arrossati e pelli irritate.
Anche a scopo alimentare viene usato in svariati modi: in chicchi, come farina
o semolino previa macinazione delle cariossidi, tostato e poi macinato, oppure
fatto germogliare e poi ridotto in fiocchi. Sempre più diffuso è il caffè d'orzo, che
ha eccellenti proprietà nutritive senza risultare eccitante come quello normale.
A parte l'uso in terapia e in cucina, l'impiego più conosciuto è quello per
la produzione della birra; questo benefico cereale viene però utilizzato anche
per la produzione di malto per whisky e per l'alimentazione del bestiame.

PAPAVERO
Papaver rhoeas (PAPAVERACEE)

PROPRIETÀ

Presenta morfina, acido meconico, resine, mucillagine e sostanze coloranti; leggermente sedativo, è bechico, pettorale.

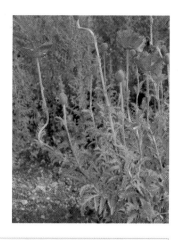

CHE COSA SI USA

I petali prelevati alla fioritura (maggio-luglio), di sera, privi di umidità, ed essiccati in luogo ombroso e ben ventilato, evitando che ammuffiscano. A scopo alimentare si raccoglie tutta la piantina prima della fioritura.

RICONOSCIMENTO

Erbacea annuale con radice fusiforme e fusto eretto peloso (40-60 cm), delicato, ramificato. Le foglie sono alterne, picciolate, mono o bipennate, a lobi diseguali. In giugno-luglio compaiono i fiori, solitari, grandi e assai appariscenti, di un bel colore rosso acceso (ma anche rosa o bianchi), con una macchia nera alla base di ciascun petalo. Il frutto è una capsula obovale, con numerosi semi neri. Comune dal mare alla zona submontana, è pianta infestante dei campi di orzo e frumento; presente anche lungo strade e fossati, tra le macerie, negli incolti.

IMPIEGO

L'infuso e lo sciroppo per combattere insonnia, nervosismo, eccitazione, ansia, tosse e bronchite; consigliato in particolare per bambini e anziani, poiché privo di effetti secondari. Per uso esterno, compresse di infuso per il mal di denti. Per uso cosmetico, l'infuso per massaggiare la pelle arrossata o applicato per mezz'ora tramite compresse contro le rughe.
In cucina si possono impiegare i giovani germogli, che hanno sapore molto buono e vengono in genere serviti crudi in insalata; ottimi comunque anche in padella, fritti in pastella o in minestre e risotti.

Non ha niente a che vedere con il papavero da oppio, ma in dosi elevate può causare intossicazioni e avvelenamenti, soprattutto negli organismi più deboli. Rispettare quindi scrupolosamente le dosi e non utilizzare le capsule.

PARIETARIA
Parietaria officinalis (URTICACEE)

PARIETARIA

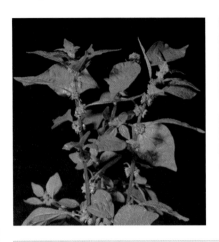

PROPRIETÀ

Presenta sali di potassio, calcio e zolfo, mucillagine, tannino; è diuretica, espettorante, colagoga, antiflogistica.

CHE COSA SI USA

La parte aerea raccolta in estate; può essere essiccata in locale asciutto e ventilato. A scopo alimentare si usa la pianta intera prima della fioritura, poi solo le sommità più tenere.

RICONOSCIMENTO

Erbacea con radice fusiforme e fusto pubescente sdraiato o eretto (40 cm), tenero e carnoso, diviso in rami. Le foglie sono brevemente picciolate, alterne, di forma ovato-lanceolata, soffici al tatto, che con facilità si attaccano ai vestiti. In estate porta fiori verdognoli, piccoli e insignificanti, riuniti in infiorescenze all'ascella delle foglie superiori.
Vegeta in grossi cespi sui muri vecchi e tra le macerie, ma anche in siepi e luoghi ombrosi.

IMPIEGO

Come cibo per una cura depurativa e rinfrescante; succo, infuso e decotto per cistite e irritazioni dell'apparato urinario; compresse di infuso concentrato o cataplasmi della pianta triturata per emorroidi e ragadi anali.
I principi attivi della pianta vengono estratti dall'industria farmaceutica e utilizzati, in associazione ad altre sostanze, per la produzione di numerosi farmaci diuretici ed emollienti.
In cucina si impiega la pianta intera prima della fioritura o, poi, solo i germogli degli apici. Previa cottura, viene usata per la preparazione di minestre (alle quali dona un bel colore verde); spesso viene associata all'ortica.
Il nome di "erba vetriola" deriva dalla capacità della pianta (in particolare degli acheni pelosi) di pulire perfettamente vetri, fondi di bottiglie e bicchieri; viene invece detta "muraiola" per come, grazie al lungo apparato radicale, si ancora tenacemente ai muri, riuscendo spesso a sgretolarli.

PEPERONCINO

Capsicum annuum (SOLANACEE)

PROPRIETÀ

Ricco di vitamine C, A e PP, presenta capsicina e lecitina; quest'ultima, combinandosi con il colesterolo, mantiene elastiche le arterie e abbassa la pressione sanguigna. È inoltre antiossidante, rubefacente, regolatore delle attività intestinali ed epatiche.

CHE COSA SI USA

In dosi minime, le bacche fresche o, più spesso, essiccate e ridotte in polvere.

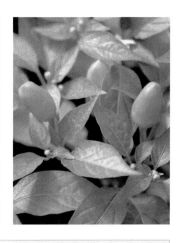

RICONOSCIMENTO

Pianta con fusto eretto, foglie alterne, ovato-lanceolate, picciolate, con nervature evidenti. I piccoli fiori bianchi compaiono in tarda primavera-estate. I frutti, di diversa forma e colore a seconda delle varietà, sono una specie di bacca carnosa, cava all'interno, ricca di semi.

Originario del Centroamerica, venne importato in Europa alla fine del Sedicesimo secolo e da allora si è diffuso con numerose varietà sia a frutto dolce (peperone) sia a frutto piccante.

IMPIEGO

Nel cibo, in polvere, tintura o pasticche come regolatore di intestino, fegato e stomaco; una regolare assunzione aiuta a combattere vene varicose, eccesso di colesterolo, arteriosclerosi, reumatismi, artrosi, emorroidi.

In farmacia la capsicina viene utilizzata per la preparazione di pomate rubefacenti utili in caso di dolori reumatici.

L'impiego in cucina come pianta aromatica non ha bisogno di descrizione: sapientemente dosato valorizza un gran numero di pietanze.

Rispettare le dosi, poiché un uso eccessivo può causare infiammazioni gastrointestinali e renali. Sconsigliato a chi soffre di reni, ulcera, gastrite e acidità di stomaco. Esternamente il contatto può causare la formazione di vesciche e ulcere.

PIANTAGGINE
Plantago major, P. lanceolata (PLANTAGINACEE)

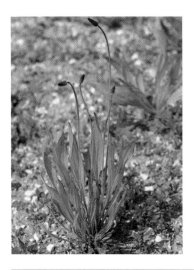

PIANTAGGINE

PROPRIETÀ

Tutte le specie di piantaggine presentano tannino, mucillagine, saponine, sali di potassio e magnesio; sono astringenti, vulnerarie, risolventi, oftalmiche.

CHE COSA SI USA

Le foglie raccolte in primavera, fresche o fatte essiccare in luogo idoneo; più raramente i semi maturi e la radice essiccati velocemente al sole. A scopo alimentare le foglioline centrali della rosetta, prima che siano troppo grandi e coriacee.

Gruppo di erbacee con rizoma fibroso dal quale si dipartono più steli fiorali (20-30 cm). Le foglie sono disposte a rosetta, spesso aderenti al terreno, con forma lanceolata (P. lanceolata) o ovato-ellittica (P. major), dotate di lungo picciolo e solcate da robuste nervature. I fiori sono portati su un alto scapo a forma di spiga; fiorisce dalla primavera all'autunno.
Molto comune vicino ai sentieri, nei prati umidi di montagna, negli incolti. Può assumere carattere infestante e resiste bene tanto al calpestio quanto alla siccità.

RICONOSCIMENTO

Tintura o infuso in caso di diarrea, enterite, dissenteria, catarri bronchiali.
Per uso esterno: cataplasma delle foglie pestate e del succo su piaghe, piccole ferite, scottature e punture di insetti; infuso per lavaggi e impacchi su occhi infiammati o con congiuntivite, gargarismi in caso di angina.
L'utilizzo cosmetico prevede l'impiego dell'infuso come lozione per il viso in caso di acne; aggiunto all'acqua del bagno ha effetto emolliente e rinfrescante.
In cucina può essere utilizzata fresca per gustose insalate, oppure lessata con altre verdure; alle minestre dona un bel colore verde.
Le lunghe spighe fiorali, dopo la maturazione, sono molto appetite dai canarini.
Le piantaggini sono piante reperibili per tutto il corso dell'anno e quindi si possono consumare fresche anche durante la stagione invernale.

IMPIEGO

PINO SILVESTRE
Pinus silvestris (CONIFERE)

PROPRIETÀ

*Ricco di resina e olio essenziale,
è balsamico, antisettico, diuretico.*

CHE COSA SI USA

*Le gemme all'inizio della
primavera, asportandole prima
dell'apertura e facendole essiccare
poi su telai o in forno a bassa
temperatura. Si possono usare
anche le foglie (aghi) e la resina.*

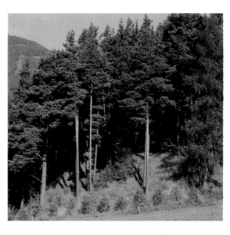

RICONOSCIMENTO

*Elegante conifera a rapido accrescimento, con fusto (35-40 m) diritto e slanciato
e corteccia rosso-brunastra fessurata con placche. La chioma è leggera, non
folta, di forma ovale o irregolare a seconda delle sottospecie. Le foglie aghiformi
sono verde chiaro, riunite a coppie e spesso ritorte su se stesse. I fiori maschili,
piccoli, sono posti alla base del germoglio, quelli femminili riuniti in coni
all'apice. Il frutto è un cono (pigna) ovoidale, allungato, dapprima verdastro,
poi grigio-brunastro.
Abbastanza comune nelle vallate alpine e appenniniche fino ai 2000 m e oltre.
Predilige i luoghi assolati e i terreni ricchi di silice. Spesso viene coltivato come
pianta ornamentale o utilizzato per il rimboschimento.*

IMPIEGO

*Decotto, infuso, sciroppo per tossi e affezioni dell'apparato respiratorio, infezioni
dell'apparato urinario, gotta e reumatismi. Soprattutto la resina ha una marcata
azione espettorante e viene utilizzata per tosse e malattie bronchiali in genere.
Bagni e lavaggi per dolori reumatici e per disinfettare la pelle; utili i pediluvi
con l'infuso o l'essenza delle gemme in caso di eccessiva traspirazione. L'infuso
o l'essenza aggiunti all'acqua del bagno per profumare e tonificare il corpo.
Particolarmente rinomata è la grappa di pino, che possiede proprietà balsamiche
e digestive.
Fumigazioni e vapori con la resina sono consigliati per purificare l'aria in tutti
quegli ambienti in cui soggiornano i malati.*

PINO SILVESTRE

POLMONARIA
Pulmonaria officinalis (BORRAGINACEE)

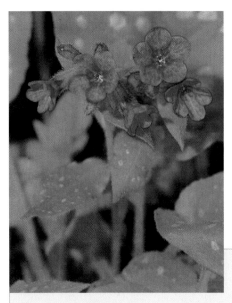

PROPRIETÀ

Contiene acido salicilico, nitrato di potassio, calcio, mucillagine, saponine; è espettorante, emolliente, diaforetica, sudorifera.

CHE COSA SI USA

Le foglie prima della fioritura, in primavera; gli scapi fiorali recisi alla base all'inizio della fioritura. Per uso alimentare si raccolgono le foglie più tenere e sane.

RICONOSCIMENTO

Erbacea dotata di rizoma marcatamente obliquo, fusto eretto (50 cm), peloso, e foglie di forma ovale e di colore verde con macchie biancastre.
In marzo-aprile porta fiori porporini o violacei, raccolti in un corimbo verticale.
Non molto comune sul territorio italiano, ma comunque presente nel sottobosco, in zone ombrose e umide di montagna.

IMPIEGO

Infuso e succo per agevolare la sudorazione, contro la tosse, la raucedine e gli abbassamenti di voce; sciacqui e gargarismi con il decotto per infiammazioni della bocca e della gola.
La pianta ha un buon sapore e in cucina vengono generalmente utilizzate le foglie cotte e condite a piacere, servite come contorno a bolliti o spolverate con formaggio grattugiato. Sono commestibili anche le infiorescenze, che vanno lessate e preparate come gli asparagi.
Il nome deriva da antiche teorie che, volendo riconoscere nelle macchie delle foglie un richiamo agli alveoli del polmone, affidavano alla pianta proprietà terapeutiche nei confronti di questa parte del corpo. Recenti studi hanno negato queste virtù terapeutiche confermando solo quelle appena illustrate. Attualmente in erboristeria viene consigliata quasi esclusivamente come sudorifera.

PORTULACA
Portulaca oleracea (PORTULACACEE)

PROPRIETÀ

Ricca di mucillagine, saponina, sali organici e vitamina C, viene usata come rinfrescante, diuretica, antielmintica, emolliente. In genere è più comune il suo impiego come pianta selvatica commestibile che come rimedio terapeutico.

CHE COSA SI USA

Si raccolgono soltanto i rametti più teneri, che devono essere utilizzati freschi.

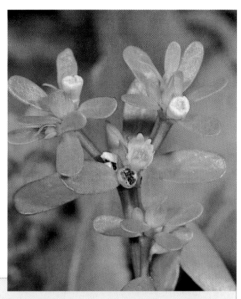

RICONOSCIMENTO

Erbacea carnosa con piccolo fittone e numerose ramificazioni cauline prostrate; le foglie, disposte a spirale, sono obovate e oblunghe. I fiori, piccoli e gialli, sono o terminali o disposti all'ascella delle foglie; compaiono dall'estate fino all'inizio dell'autunno. Di origine asiatica, è molto comune dal mare alla zona submontana; si trova vicino a ruderi, lungo strade e sentieri e nelle zone soleggiate. Data la facilità con cui produce semente, diviene spesso infestante.

IMPIEGO

Nell'alimentazione, succo, decotto e infuso per un effetto disintossicante e diuretico, oltre che lievemente lassativo. Contro le gengive infiammate sono utili sciacqui con l'infuso o la masticazione di foglioline fresche; compresse e lavaggi per la pelle arrossata e l'orticaria.
In cucina può essere usata fresca da sola o assieme ad altre verdure, in insalata o cotta in frittate e minestre. I rametti più carnosi, tagliati a pezzettini, possono venire conservati sottaceto e usati come i capperi.
In passato, poiché molto ricca di vitamina C, è stata spesso utilizzata come rimedio in caso di scorbuto. Le foglioline fresche rappresentano un ottimo dissetante di fortuna.

PREZZEMOLO

Petroselinum hortense o *Apium petroselinum* (OMBRELLIFERE)

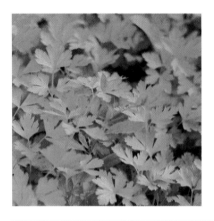

PROPRIETÀ

Presenta sali minerali, olio essenziale (considerato afrodisiaco) e un alto contenuto di vitamine A e C; è diuretico e diaforetico (radici), emmenagogo (semi), antisettico, antispasmodico.

CHE COSA SI USA

La parte aerea della pianta fresca; la radice raccolta in autunno ed essiccata.

RICONOSCIMENTO

Erbacea biennale cespitosa con radice a fittone, ingrossata e carnosa. Le foglie lungamente picciolate sono disposte a rosetta o erette se la pianta non ha sufficiente spazio; di colore verde scuro, sono bi-tripennate, variamente dentate. Al secondo anno (in genere viene coltivato con ciclo annuale), in primavera-estate, compaiono i fiori raccolti in ombrelle, piuttosto piccoli, di colore giallo verdastro, che producono piccoli semi ovali, appiattiti, di colore grigio bruno. Originario dell'area mediterranea orientale o dell'Asia sudoccidentale, è coltivato in tutt'Italia come pianta aromatica. Talvolta si rinviene allo stato selvatico.

IMPIEGO

Decotto, succo, infuso come diuretico e depurativo, per calmare i dolori ventrali e regolarizzare le mestruazioni. Cataplasma delle foglie per ingorghi delle mammelle, contusioni, punture di api. Il succo delle foglie per schiarire le efelidi; l'infuso per sciacquare i capelli dopo lo shampoo e renderli più lucenti. In cucina è tra le piante aromatiche più impiegate: va aggiunto sempre al termine della cottura per non comprometterne l'aroma.

Rispettare scrupolosamente le dosi. Per l'azione rilassante che ha sulla muscolatura liscia è controindicato ai nefritici, alle donne in gravidanza e in fase di allattamento, ai bambini. Tutti i medicamenti a base di prezzemolo, in particolare l'olio essenziale, possono causare intossicazioni e avvelenamenti; vanno quindi somministrati solo dietro prescrizione medica.

PRIMULA
Primula officinalis o P. veris (PRIMULACEE)

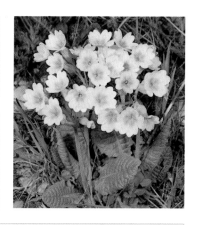

PROPRIETÀ

Presenta olio essenziale, oligoelementi, saponine; è sedativa, vulneraria, calmante, espettorante (la radice).

CHE COSA SI USA

Le foglie colte in primavera prima della fioritura; i rizomi raccolti in inverno ed essiccati in luogo ombroso; i fiori col calice, colti prima che si schiudano ed essiccati.

RICONOSCIMENTO

Erbacea perenne con rizoma piccolo, biancastro e ricco di radichette, e portamento cespitoso. Le foglie sono radicali e disposte a rosetta, ovate, rugose, picciolate e percorse da nervature; la pagina superiore è di colore verde, quella inferiore più pallida. In primavera compaiono i fiori, portati su uno scapo privo di foglie; sono di un bel colore giallo e riuniti in un'ombrella.
Abbastanza frequente nei boschi, vicino a ruscelli, muri e su terreni calcarei.
Nei giardini viene coltivata in varietà selezionate per i colorati fiori primaverili.

PRIMULA

IMPIEGO

Decotto del rizoma per bronchite e asma bronchiale; infuso di foglie e fiori per emicrania, nervosismo, insonnia, raffreddore. Per uso esterno: compresse imbevute di decotto e frizioni con l'olio per contusioni e dolori muscolari; cataplasmi delle foglie tritate e del loro succo su piaghe e ferite.
Compresse imbevute di infuso per decongestionare la pelle del viso.
In cucina vengono usate le foglioline laterali alla rosetta, che possono essere gustate da sole o in associazione con altre verdure in insalata (per esempio, con la lattuga la sera per agevolare il sonno) o in minestre.

Raccogliere solo l'indispensabile; in numerose zone la pianta sta infatti divenendo rara per la raccolta indiscriminata effettuata in passato. Soggetti allergici all'olio essenziale possono sviluppare orticarie, eritemi e infiammazioni agli occhi al contatto con la pianta.

PRUGNOLO
Prunus spinosa (ROSACEE)

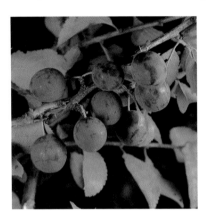

PROPRIETÀ

La presenza di tannino e sostanza amara ne fa un efficace astringente, antitermico, antiemorragico, febbrifugo (corteccia).

CHE COSA SI USA

I frutti raccolti a maturazione in tardo autunno; i fiori prima che si schiudano; le foglie in primavera, seccate e tostate leggermente; meno spesso la corteccia.

PRUGNOLO

RICONOSCIMENTO

Alberello o arbusto a carattere cespuglioso (3 m), con rami eretti, contorti, spinosi. Le foglie, piuttosto piccole, sono alterne, ovali o lanceolate, verde scuro e con bordo dentato.
I fiori, piccoli, bianchi, punteggiati di rosa, compaiono in primavera prima delle foglie. Il frutto è una drupa, dapprima verde quindi blu scuro a maturazione, contenente un nocciolo duro e ricoperta da una pruina cerosa; la polpa è molto aspra ma commestibile.
Molto comune dal mare alla zona submontana, in particolare lungo le siepi, tra le macchie, nelle boscaglie.

IMPIEGO

Decotto dei frutti contro diarrea e sudorazione eccessiva; l'infuso dei fiori ha invece effetto lassativo.
Per uso esterno: l'infuso dei frutti in gargarismi e sciacqui per gengiviti, piorrea, stomatite e mal di gola; lavande e irrigazioni vaginali con infuso di foglie per leucorrea. La polpa dei frutti applicata sul viso ha un effetto astringente.
In cucina i frutti maturi vengono impiegati in marmellate e sciroppi, oltre che per grappe aromatiche.

Corteccia, foglie e fiori producono una sostanza che origina acido cianidrico, quindi vanno somministrati solo dietro prescrizione medica, rispettando scrupolosamente le dosi.

PUNGITOPO

Ruscus aculeatus (LILIACEE)

PUNGITOPO

PROPRIETÀ

*Elabora sali di potassio, calcio
e resina; diuretico, vasocostrittore,
aperitivo; combatte i calcoli ai reni.*

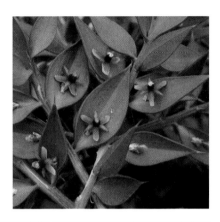

CHE COSA SI USA

*Il rizoma all'inizio dell'autunno; pulito
e tagliato, essiccato al sole o in forno
a bassa temperatura. A uso alimentare
i polloni prima che lignifichino.*

RICONOSCIMENTO

*Piccolo arbusto sempreverde, con rizoma strisciante e fusto (1 m) ramificato,
eretto, verde.
I rami hanno aspetto di foglie coriacee, verdi, appiattite e pungenti; le foglie vere
sono quasi nulle. I fiori, piccolissimi e verdastri, nascono al centro delle finte
foglie. Il frutto è una bacca rotondeggiante di un bel colore rosso scarlatto,
grossa come un pisello.
Assai diffuso nella zona mediterranea, nei boschi, nei terreni incolti, lungo
i pendii sassosi, dove forma piccole colonie. Viene spesso coltivato come pianta
ornamentale.*

IMPIEGO

*Decotto, macerato nel vino per infiammazioni dei reni e della vescica, litiasi
renale, accumulo di acidi urici e per tonificare il sistema venoso. Compresse
imbevute di infuso per pelli arrossate e con couperose; aggiunto all'acqua
del bagno per decongestionare.
In cucina i giovani polloni vengono lessati e mangiati come gli asparagi (sono
un po' amari). In passato venivano anche raccolti i semi che, tostati, servivano
a preparare una bevanda sostitutiva del caffè.*

*Per tradizione è simbolo di buon augurio nelle feste natalizie. La raccolta
indiscriminata l'ha reso specie protetta in alcune regioni; raccoglierlo quindi
solo dove permesso e in presenza di numerosi esemplari.*

RABARBARO
Rheum palmatum (POLIGONACEE)

RABARBARO

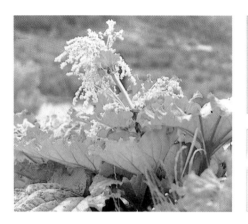

PROPRIETÀ

Tonico, colagogo, coleretico. In piccole dosi e per un breve periodo ha effetto lassativo, altrimenti provoca stitichezza.

CHE COSA SI USA

Il rizoma di piante di almeno 3 o 4 anni di età, raccolto in autunno, decorticato ed essiccato.

RICONOSCIMENTO

Pianta con grosso rizoma e fusto eretto (2 m), cavo, articolato. Le foglie, situate soprattutto alla base, sono grandi, palmato-lobate, con robusto e lungo picciolo rossastro. I fiori, bianco-giallastri, sono raggruppati in infiorescenze simili a pannocchie e compaiono in maggio-giugno.
Originario della Cina e del Tibet, da dove un tempo si importavano le radici essiccate. In seguito la pianta si diffuse anche in Europa e ora si coltiva negli orti e nei giardini per l'effetto ornamentale delle grandi foglie; predilige i luoghi collinari e montuosi, i pascoli umidi, i terreni ricchi di silice.

IMPIEGO

Come decotto, infuso, macerato, vino, tintura, polvere, estratto per stipsi, dismenorrea, amenorrea, per stimolare l'appetito e regolarizzare le funzioni epatiche. Il decotto usato dopo lo shampoo aiuta a schiarire il colore dei capelli. Molto utilizzato dall'industria liquoristica e dolciaria.
Esistono varie specie di rabarbaro (R. officinale, R. tangunticum ecc.) che hanno proprietà medicinali simili, ma sempre decisamente inferiori a quelle del rabarbaro cinese o tibetano.

Sconsigliato a gestanti, puerpere (rende il latte amaro) e, per l'alto tasso di ossalati, a chi è affetto da calcoli e varici. Le foglie possono causare intossicazioni. La marmellata confezionata con i piccioli è controindicata ai sofferenti di calcoli, reumatismi e gotta.

RAFANO
Armoracia rusticana (CRUCIFERE)

PROPRIETÀ

Contiene glicosidi ed è depurativo, anticatarrale, diuretico, stomachico; rubefacente per uso esterno.

CHE COSA SI USA

I grossi rizomi raccolti in autunno. Si conserva stratificata sotto sabbia per mantenerla fresca o, più spesso, tagliata a pezzi ed essiccata.

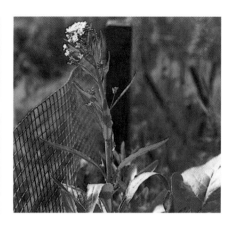

RICONOSCIMENTO

Perenne con grossa radice a fittone (50-60 cm), spesso ramificata e lignificata. Il fusto (60 cm) è semplice e con poche ramificazioni. Le foglie basali sono verdi, ovate, con lungo picciolo, le altre fittamente lobate, pennatifide o con margine intero. I fiori, bianchi e riuniti in pannocchie apicali, compaiono in primavera-estate portati su un lungo stelo; maturano formando silique contenenti semi ovali schiacciati.
Originario dell'Europa orientale e dell'Asia Minore, cresce negli orti e nei terreni freschi e ombrosi formando vigorosi cespugli; può assumere carattere infestante.

RAFANO

IMPIEGO

Verdura o infuso (anche acqua di cottura della radice) per bronchiti e come cura diuretica per gotta e reumatismi. Per uso esterno, il macerato della radice nella grappa per frizioni contro dolori muscolari e artritici; senapismi della radice fresca grattugiata per raffreddore e bronchite.
In cucina il sapore acre e piccante viene molto apprezzato sia come verdura che in salse (si grattugia e si conserva sottaceto in vasetti) sulle carni.

Sconsigliata in caso di disturbi ai reni e irritazioni all'apparato digerente, ai soggetti nervosi e alle donne incinte. L'olio volatile in esso contenuto è tossico e può provocare tosse, cefalee, irritazione agli occhi.
Poiché la lavorazione della radice può causare lacrimazione e sudorazione, grattugiarla con cautela in luogo ben aerato, mantenendo scostato il viso.

RIBES
Ribes rubrum (SASSIFRAGACEE)

RIBES

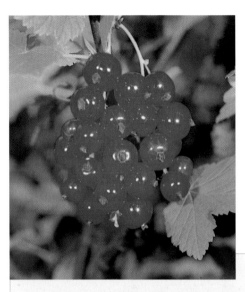

Ricco di acido citrico, vitamina C, mucillagine, pectina; viene usato come eupeptico, diuretico e depurativo.

CHE COSA SI USA

I frutti, colti in luglio-agosto staccando tutto il grappolo; possono essere anche surgelati senza che perdano le loro proprietà.

Arbusto con fusto eretto e ramoso. Le foglie picciolate sono alterne, palmato-lobate, dentate, quasi pubescenti. Fiorisce in tarda primavera con fiori piccoli, disposti in grappoli all'ascella delle foglie. Il frutto è una bacca rotonda, rossa e lucente, ricca di semi. Presente nei boschi e nei pascoli di montagna fino a 2000 m di quota; viene spesso coltivato in varietà selezionate per la produzione dei frutti.

RICONOSCIMENTO

Nell'alimentazione, i frutti e il succo per aumentare la diuresi e regolare stomaco e intestino; cataplasmi della polpa in caso di scottature. Per uso cosmetico, la polpa dei frutti per maschere idratanti e vitaminizzanti. In cucina i frutti vengono utilizzati freschi o impiegati per la preparazione di dolci, conserve e sciroppi. Rimedio consigliato in erboristeria, e soprattutto in omeopatia, è anche Ribes nigrum, o ribes nero, del quale si raccolgono i frutti maturi e le foglie prima della fruttificazione. Presenta le stesse proprietà del ribes rosso ed è inoltre antinfiammatorio, oftalmico, astringente. L'assunzione dei frutti freschi, o del loro succo e della polpa, è consigliata per rinforzare la vista, regolare l'intestino e agevolare la diuresi. L'infuso e il vino preparati con le foglie sono diuretici e depurativi.

IMPIEGO

ROSA SELVATICA
Rosa canina (ROSACEE)

PROPRIETÀ

Presenta olio essenziale, tannino, acido gallico, vitamine C e P. Molto usata come oftalmica, astringente, tonica, rimineralizzante.

CHE COSA SI USA

Le foglie e i fiori in bocciolo (oppure, se aperti, i petali), essiccati all'ombra. Anche i cinorrodi, colti dopo che i primi freddi ne hanno resa tenera la polpa.

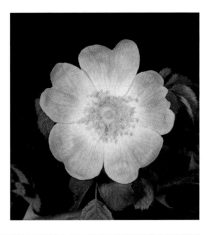

RICONOSCIMENTO

Arbusto cespuglioso con fusti (3 m) ricchi di rami, inizialmente eretti e quindi ricadenti, ricoperti di robuste spine ripiegate verso il basso. Le foglie, alterne e imparipennate, sono composte da 5-7 foglioline ovali a margine dentato. All'inizio dell'estate porta fiori con cinque grossi petali, di un delicato colore bianco-rosato e leggermente profumati. I frutti, piccoli acheni pelosi, sono racchiusi in un falso frutto rosso (cinorrodio), di forma ovoidale e carnoso. Diffusa in campagna e in collina fino ai 1500 m di altezza, si rinviene con facilità in siepi, radure e macchie, lungo i sentieri, ai margini degli incolti. Viene utilizzata come portainnesto per varietà di rose ornamentali.

IMPIEGO

Marmellata, infuso dei petali, decotto o vino dei frutti in caso di avitaminosi e diarrea. Gargarismi con l'infuso per il mal di gola. Il succo estratto per spremitura dei petali è un ottimo collirio.
In cucina vengono usati i petali e i cinorrodi per la preparazione di marmellate, gelatine e grappe aromatiche.
I petali delle rose ornamentali presenti nei giardini hanno le stesse proprietà delle varietà selvatiche.

I cinorrodi sono ricchi di peli interni; prima di usarli è bene aprirli e pulirli accuratamente; inoltre filtrare sempre con attenzione i preparati.

ROSMARINO
Rosmarinus officinalis (LABIATE)

ROSMARINO

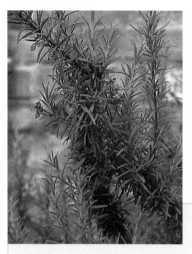

PROPRIETÀ

Ricco di olio essenziale (pinene, canforene, limonene), è tonico, stimolante, eupeptico, antispasmodico, stomachico.

CHE COSA SI USA

Le foglie e i rametti raccolti tutto l'anno e usati freschi. Con l'essiccazione perdono infatti buona parte dei principi attivi.

RICONOSCIMENTO

Arbusto perenne, sempreverde e cespuglioso. Il fusto (1,5-3 m), inizialmente prostrato e poi eretto e molto ramificato, ha numerose foglie verde scuro nella pagina superiore e argentate in quella inferiore, piccole, strette, di forma lineare. I fiori, presenti per buona parte dell'anno, sono di un bel colore azzurro-violetto e riuniti in grappoli ascellari. La fioritura si protrae, in pratica, per tutto l'anno. Tipica pianta mediterranea, allo stato spontaneo è presente solo nella fascia costiera, ma viene coltivato in tutta Italia come aromatica.

IMPIEGO

Nel cibo, infuso e vino per agevolare la digestione, per spasmi ventrali, vertigini, inappetenza, esaurimento psicofisico. Per uso esterno: la tintura in risciacqui per il mal di denti e frizioni contro dolori reumatici e mal di testa; cataplasmi con le foglie tritate e riscaldate nell'olio in caso di slogature e contusioni. L'infuso unito all'acqua del bagno ha un benefico effetto stimolante (per alcuni addirittura afrodisiaco se mescolato a menta e salvia); vaporizzazioni con l'infuso concentrato per combattere le rughe e ringiovanire la pelle. In cucina è molto utilizzato come pianta aromatica, specie per grigliate e arrosti.

Controindicato per le donne in gravidanza. Rispettare scrupolosamente le dosi e i tempi indicati. L'olio essenziale deve essere usato solo dietro prescrizione medica, perché in grandi quantità può causare intossicazione.

SALVIA
Salvia officinalis (LABIATE)

PROPRIETÀ

È tonica del sistema nervoso, stimolante, digestiva, espettorante, emmenagoga, cicatrizzante.

CHE COSA SI USA

Le foglie raccolte prima della fioritura, sia fresche che essiccate, o anche le sommità fiorite.

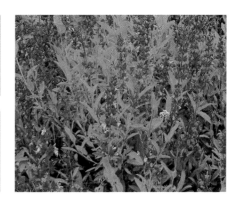

RICONOSCIMENTO

Suffrutice sempreverde cespuglioso, con fusti (60-70 cm) molto ramificati e legnosi alla base, quelli laterali con andamento prostrato. Le foglie sono picciolate, di forma oblungo-ovata, spesse e rugose, ricoperte di fitta peluria quelle più giovani. I fiori, di colore blu-violetto, compaiono in primavera-estate raccolti in spighe terminali. Tutta la pianta al contatto emana un gradevole aroma. Allo stato selvatico è comune nel Meridione e nelle isole, preferibilmente su terreni sassosi e ben esposti. In tutta Italia viene coltivata negli orti per le proprietà aromatiche e su larga scala per la produzione di olio essenziale.

SALVIA

IMPIEGO

Vino, tintura, infuso o decotto per facilitare le mestruazioni, stimolare le funzioni digestive, in caso di bronchite, depressione, convalescenza.
Per uso esterno: gargarismi con il decotto per tonsilliti e infiammazioni di gola; semicupio per dolori ventrali e nervosismo; compresse imbevute nell'infuso su eczemi, dermatosi e piaghe cutanee; foglie strofinate sui denti per renderli più bianchi; decotto unito all'acqua del bagno per profumare il corpo e tonificare il sistema nervoso, o assieme a rosmarino e menta per un effetto afrodisiaco.
L'olio essenziale è usato in cosmesi e profumeria.
Molto impiegata in cucina, fresca o essiccata, per aromatizzare.

Rispettare le dosi; controindicata per soggetti nervosi e donne che allattano. L'olio essenziale somministrato in modo scorretto può risultare tossico per il sistema nervoso. Non utilizzare la tisana per lunghi periodi in dosi elevate.

SAMBUCO
Sambucus nigra (CAPRIFOLIACEE)

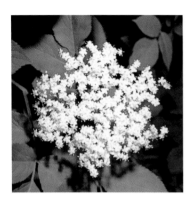

PROPRIETÀ

Sudorifero, bechico, lassativo, risolvente, diuretico.

CHE COSA SI USA

I fiori, i frutti maturi e la seconda corteccia; anche essiccati in luogo asciutto e ventilato. A uso alimentare anche i getti apicali e le ombrelle fiorali con fiori ancora chiusi.

RICONOSCIMENTO

Alberello o arbusto (6 m) con corteccia color grigio scuro e rami che all'interno contengono un midollo bianco. Le foglie, di colore verde brillante, sono picciolate, opposte, imparipennate con 5-7 foglioline ovato-lanceolate appuntite, a margine dentato. I fiori sono bianchi e profumati, raccolti in vistose false ombrelle piatte, su lunghi piccioli; compaiono a fine primavera-estate. Il frutto è una piccola bacca succosa, che a maturazione assume un colore nero lucente. Comune lungo i viottoli e i torrenti, in incolti e boscaglie, viene spesso utilizzato per formare siepi divisorie tra i campi.

IMPIEGO

Infuso, decotto, sciroppo, succo e vino per febbre e stati influenzali, eliminare gli acidi urici e favorire la sudorazione. Per uso esterno, cataplasmi di fiori e foglie pestate per emorroidi e ascessi, di soli fiori per geloni e attacchi di gotta. Il decotto in lavaggi per schiarire la pelle del viso e in compresse per scottature. In cucina, i frutti per la preparazione di gelatine, marmellate e biscotti; i giovani getti terminali, privati delle foglioline, lessati a lungo e serviti come gli asparagi; le ombrelle fiorali passate in pastella (dolce o salata) e fritte. In montagna si trova un altro tipo di sambuco, S. racemosa, con frutti di colore rosso, che ha le stesse proprietà di quello nero.

Tutta la pianta (ma soprattutto i frutti) consumata in dosi elevate causa nausea, vomito e dolori addominali; va evitata da chi ha stomaco debole. Non confondere le bacche del sambuco con quelle di altre specie velenose.

SANTOREGGIA
Satureja hortensis (LABIATE)

PROPRIETÀ

Tonica, disinfettante, carminativa; l'infuso è leggermente euforizzante; stimola le funzioni fisiche e celebrali.

CHE COSA SI USA

Le foglie raccolte poco prima della fioritura; le infiorescenze in piena fioritura. Si essicca in mazzi appesi in luoghi ventilati e ombrosi.

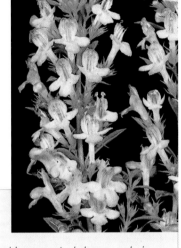

RICONOSCIMENTO

Erbacea annuale cespitosa con radice a fittone e fusto (30 cm) ricco di rami ascendenti e quadrangolari. Ha foglie opposte, strette, lanceolate, di colore verde chiaro coperte da leggera peluria. In estate compaiono piccoli fiori bianchi o rosa, disposti in glomeruli all'ascella delle foglie.
Allo stato selvatico è presente nelle regioni centrosettentrionali, in pianura e alta collina. Spesso viene coltivata negli orti come pianta aromatica.

IMPIEGO

Nel cibo e l'infuso per verminosi, stanchezza, digestioni difficili, infiammazioni intestinali, bronchiti, stanchezza generale, diarrea.
Compresse di infuso con la salvia per combattere le rughe; decotto aggiunto all'acqua del bagno per purificare e tonificare la pelle, insieme con salvia, verbena odorosa e rosmarino per un effetto afrodisiaco.
L'olio essenziale viene utilizzato in profumeria.
Aromatica caratterizzata da sapore pungente, quasi piccante, molto simile a quello del timo. Si lega a legumi, carni bianche, uova, verdure crude e cotte che, tra l'altro, rende più digeribili. Viene usata anche per aromatizzare liquori.

Come la maggior parte delle piante aromatiche, è caratterizzata da un olio essenziale particolarmente attivo. Come rimedio va quindi somministrata sotto controllo medico, rispettando scrupolosamente le dosi.

SAPONARIA
Saponaria officinalis (CARIOFILLACEE)

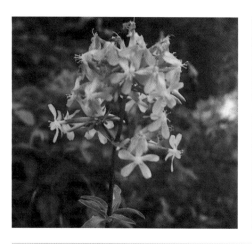

PROPRIETÀ

Contiene vitamina C, resine
e saponina; è depurativa,
diuretica, sudorifera e tonica.

CHE COSA SI USA

Fusti e foglie raccolti in estate
prima della fioritura; il rizoma
raccolto in autunno, pulito,
tagliato a pezzi, quindi fatto
essiccare in forno.

Erbacea cespugliosa con rizoma di colore rosso-brunastro e fusti eretti (70 cm)
ingrossati ai nodi.
Le foglie sono lanceolate, piuttosto grandi. I fiori sono bianchi o rosati,
profumati e riuniti in infiorescenze; compaiono in estate.
Talvolta coltivata negli orti e nei giardini come pianta medicinale e ornamentale,
si rinviene inselvatichita nei prati, lungo i fossati, nei luoghi umidi e ombrosi
o sassosi, dalla pianura alla mezza montagna.

RICONOSCIMENTO

Decotto per stimolare le funzioni epatiche, combattere i reumatismi e le affezioni
del sangue; lavaggi con decotto o cataplasmi di foglie tritate per dermatosi.
Per uso cosmetico, l'infuso per lavare i capelli fragili e per la pulizia del viso
con pelle acneica.

IMPIEGO

Da usare solo dietro prescrizione medica, rispettando scrupolosamente
le dosi. I rimedi a base di saponaria vanno utilizzati subito dopo
la preparazione, senza mai lasciarne macerare le parti nell'acqua. L'alto
contenuto di saponina può infatti causare disturbi e risultare tossico.

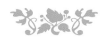

TARASSACO

Taraxacum officinale o Leontodon taraxacum (LABIATE)

PROPRIETÀ

Ricca di principi attivi, vitamine, sali minerali, è colagoga, diuretica, depurativa, lassativa.

CHE COSA SI USA

La radice raccolta da giugno a settembre, lavata, tagliata e fatta essiccare; le foglie fresche da ottobre ad aprile. A scopo alimentare anche i fiori non ancora schiusi.

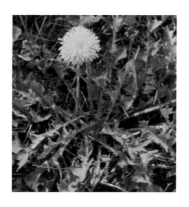

RICONOSCIMENTO

Erbacea perenne con radice fittonante, lunga e carnosa, e foglie disposte a rosetta, oblungo-ovate, con nervatura mediana e ronciniate.
Da febbraio a ottobre dalle radici si forma lo stelo fiorale (40 cm) con fiori raccolti in un capolino apicale giallo ligulato.
L'infruttescenza prende il nome di "soffione" ed è composta da semi sorretti da un pappo che li porta in volo per la disseminazione. Foglie e steli tagliati emettono una linfa biancastra.
Comunissima dal mare a oltre 1500 m di altitudine, spesso con carattere infestante, in prati e incolti, lungo le strade, anche tra le fessure dei marciapiedi.

IMPIEGO

Come cibo, succo o decotto per disintossicare l'organismo, depurare il fegato e i reni, per dispepsia, anoressia, calcoli, colesterolo; per questi scopi viene consigliata una vera e propria tarassacoterapia, cioè una cura stagionale che prevede l'assunzione di tarassaco per una decina di giorni.
Il succo della pianta fresca per schiarire le efelidi; il decotto per pulire la pelle.
Gustosa pianta commestibile dal gusto piacevolmente amaro. Le foglie più tenere possono essere gustate in insalata; le rosette intere ben mondate possono venire lessate e poi passate in padella; la pianta lessata, così come i fiori ancora chiusi, può essere conservata sottaceto.

Si sono riscontrate intossicazioni in bambini che hanno succhiato la linfa lattiginosa dai fusti fiorali.

TIGLIO
Tilia cordata (TILIACEE)

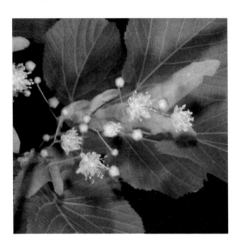

PROPRIETÀ

Presenta olio essenziale, mucillagini, tannini e zuccheri; è calmante, sedativo, antireumatico, antispasmodico, diaforetico.

CHE COSA SI USA

Le giovani infiorescenze e le brattee, raccolte a fioritura appena iniziata e fatte essiccare; la corteccia raccolta in primavera.

RICONOSCIMENTO

Albero di grandi dimensioni con fusto eretto (30 m) e corteccia inizialmente liscia, poi screpolata in età avanzata, grigia con numerose venature longitudinali. Le foglie, di colore verde scuro e lucide, sono ampie e cuoriformi, con margine seghettato e lungo picciolo. In giugno-luglio porta fiori bianco-giallastri, profumatissimi e melliferi. I frutti hanno le dimensioni di un pisello con un pericarpo duro.
Molto diffuso, sia con esemplari isolati che in piccoli gruppi, fino ai 1000 m di quota. Spesso impiegato per ombreggiare viali di città e adornare parchi.

IMPIEGO

Linfa e infuso per insonnia, nervosismo, cefalea, influenze, tosse. Il decotto aggiunto all'acqua del bagno per combattere insonnia e agitazione e abbassare la pressione. Compresse imbevute di infuso sugli occhi stanchi, arrossati e borse sotto gli occhi; pediluvio con l'infuso per piedi stanchi e gonfi; infuso per depurare la pelle e distendere le rughe.
L'azione decongestionante è utile anche in caso di scottature ed eritemi solari, da affrontare con compresse imbevute di infuso.
Tra gli utilizzi estranei al campo erboristico: il legno, di colore chiaro, per la fabbricazione di mobili; le fibre della corteccia per stuoie e corde; le foglie per alimentare il bestiame; i semi, infine, contengono un olio di sapore e aspetto simile a quello dell'olivo.

VERBENA
Verbena officinalis (VERBENACEE)

PROPRIETÀ

Contiene glucosidi, tannino, mucillagine, sostanze amare; aperitiva, digestiva, stimolante epatica, antireumatica, antidolorifica.

CHE COSA SI USA

La pianta intera colta a fioritura appena iniziata e fatta essiccare in luogo asciutto e ventilato.

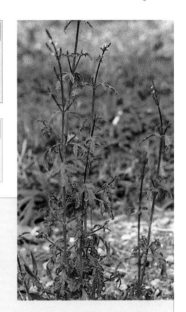

RICONOSCIMENTO

Erbacea perenne con fusto eretto (1 m), quadrangolare, ramoso. Ha foglie inferiori opposte, più o meno lobate, di colore verde scuro. In autunno compaiono fiori piccoli, insignificanti, di colore lilla tenue, raggruppati in infiorescenze a spiga. Molto comune, si rinviene con facilità tra i ruderi, in campi incolti, ai bordi dei coltivi, lungo le strade, nei boschi. Altre specie vengono coltivate nei giardini con varietà selezionate per i fiori decorativi.

VERBENA

IMPIEGO

Decotto e infuso per nevralgie, insufficienza epatica, calcoli renali e per stimolare la secrezione del latte. Utile anche in caso di anemia, idropisia, reumatismi e tutte le affezioni causate da un accumulo di acidi urici.
Per uso esterno: cataplasmi di infuso o con le sommità fiorite triturate per reumatismi, sciatiche, nevralgie; gargarismi e sciacqui con il decotto per le affezioni di bocca e gola.
Per uso cosmetico si consigliano compresse imbevute nell'infuso per decongestionare gli occhi.
In passato era tenuta in grande considerazione, tanto da essere chiamata anche "erba di tutti i mali", e le venivano attribuite virtù magiche; tra l'altro, la si raccoglieva nella notte di san Giovanni per fare auspici d'amore.

VISCHIO

Viscum album (LORANTACEE)

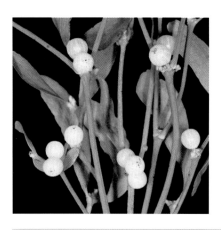

PROPRIETÀ

Presenta un glucoside cardiotonico ed emolitico e, soprattutto, colina, alla quale vengono imputate buona parte delle sue proprietà terapeutiche; è antispasmodico, sedativo, ipotensivo.

CHE COSA SI USA

Le foglie, raccolte prima che la pianta fruttifichi ed essiccate in luogo fresco.

RICONOSCIMENTO

Arbusto perenne sempreverde con aspetto cespuglioso (50 cm). È una pianta parassita, si abbarbica cioè al tronco degli alberi per trarne la linfa, che sugge mediante finte radici, dette "austori".
I fusti hanno colore verde-giallastro e portano all'apice foglie opposte, coriacee, di forma oblunga-lanceolata. In marzo-giugno compaiono fiori piccoli e poco vistosi, di colore giallo-verdognolo. Il frutto è una bacca bianco-verdastra, rotondeggiante, traslucida, contenente una polpa gelatinosa al cui interno si trova un unico seme verde.
Più frequente nelle regioni dell'Italia centrale e meridionale, dalla collina alla zona submontana.

IMPIEGO

Solo infuso e vino per arteriosclerosi, ipertensione arteriosa, crisi nervose, disturbi della menopausa. Irrigazioni vaginali con il decotto per perdite bianche; cataplasmi delle foglie pestate per sciatalgia.
Il vischio viene considerato pianta augurale di pace e prosperità. Inoltre, poiché le bacche sono molto appetite dagli uccelli, in passato veniva utilizzato dai cacciatori come richiamo.

Non consumare mai i frutti (bacche) del vischio poiché sono tossici. Le foglie non devono neppure essere bollite né sbollentate. Non va somministrato a quanti soffrono di ipotensione.

TISANE, DECOTTI, INFUSI, VINI...

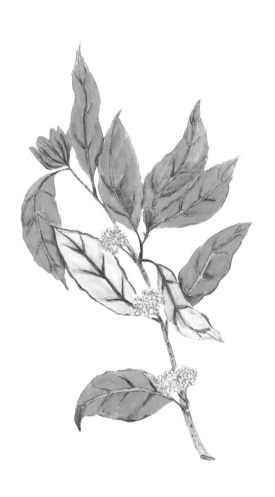

LE RICETTE

Cuore e circolazione

SALSA DI RAFANO

Dopo aver pulito qualche etto di radici di rafano (raccolte fresche in autunno), grattugiatele e mettetele in vasetti di vetro con un pizzico d'aceto e olio, proprio come una salsa. Consumatene 1 cucchiaio al giorno per 20 giorni consecutivi come rimedio contro l'anemia. Si adatta bene ad accompagnare piatti di lesso; se ne sconsiglia però l'uso a quanti soffrono di infiammazioni intestinali, ulcere gastriche, acidità di stomaco, malattie renali.

INFUSO DI NOCE

Ponete 5 g di noce (foglie essiccate) in 2,5 dl d'acqua bollente. Lasciate riposare, quindi filtrate. Consumate 1 tazza al giorno a digiuno, 1/2 al mattino e 1/2 alla sera, come rimedio contro l'anemia. Utile anche in casi di stanchezza, per i diabetici e per i rachitici (nella dose di 2 tazze al giorno, sempre lontano dai pasti).

INFUSO DI BIANCOSPINO

Miscelate bene 1 cucchiaio di biancospino (fiori), 1 cucchiaio di salvia (foglie), 1 cucchiaio di menta (foglie) e 1 cucchiaio di melissa (foglie). Prelevate poi 1 cucchiaio del composto e versatevi sopra 1 tazza di acqua bollente, lasciando riposare per 10 minuti prima di filtrare. Bevetene 2 tazzine al giorno dopo i pasti come rimedio contro l'angina pectoris.

DECOTTO DI AGLIO

Sbucciate e schiacciate 5 spicchi d'aglio, quindi fateli bollire in una tazza di latte per 5 minuti. Bevete 1 tazza al giorno di decotto come rimedio contro l'arteriosclerosi.

DECOTTO DI CICORIA

Miscelate 200 g di cicoria (foglie e radice), 30 g di carciofo (foglie) e 10 g di gramigna. Bollite il tutto in 1 l d'acqua per 7-8 minuti, filtrate. Consumate per 15-20 giorni 1 bicchiere al mattino a digiuno come rimedio contro l'arteriosclerosi. Questo decotto è utile anche per depurare fegato e reni e per combattere le forme artritiche.

INFUSO DI MIRTILLO

Ponete in infusione 20 g di mirtillo (foglie) in 1 l d'acqua bollente, fate riposare per 15 minuti, dopodiché filtrate. Consumatene 2 tazze al giorno per 15 giorni come rimedio contro l'arteriosclerosi e contro i disturbi circolatori.

BAGNO DI ROSMARINO

Fate bollire 25 g di rosmarino (foglie) e 25 g di salvia (foglie) per 5 minuti in 1 l d'acqua. Lasciate poi riposare in infusione per circa 20 minuti e filtrate. Aggiungete questo decotto all'acqua del bagno ed immergetevi per 20 minuti: è un buon rimedio contro l'astenia.

INFUSO DI CORIANDOLO

Dosate 10 g di coriandolo (frutti) e poneteli in infusione in 2,5 dl d'acqua bollente per 10 minuti. Trascorso questo periodo filtrate. Consumatene 1/2 tazza dopo i pasti come rimedio contro l'astenia.

DECOTTO ALLA CICORIA

Dopo aver frantumato finemente 150 g di cicoria (radici e foglie), 30 g di carciofo (foglie) e 15 g di gramigna (rizoma), poneteli a bollire per 20 minuti in 1 l d'acqua bollente, quindi filtrate. Consumatene 1 tazza al giorno, al mattino a digiuno per controllare il tasso di colesterolo.

SUCCO DI LIMONE

Consumate il succo di 1/2 limone diluito nell'acqua il primo giorno e, aumentando le dosi giornaliere di 1/2 limone, proseguite per 2 settimane. Quindi procedete al contrario, ossia diminuendo il succo di 1/2 limone al giorno, per altri 14 giorni: per controllare il tasso di colesterolo.

DECOTTO DI ORTICA

Fate bollire 1 cucchiaio di ortica essiccata in 2,5 dl d'acqua per 2-3 minuti. Trascorso questo periodo lasciate riposare per 5 minuti, quindi filtrate. Consumatene 2 tazze al giorno per depurare il sangue.

POLVERE DI CODA CAVALLINA

Impastate 1 cucchiaino di coda cavallina (pianta) in polvere con miele o marmellata e assumetelo tre volte al giorno per combattere la tendenza alle emorragie.

DECOTTO DI BORSA DEL PASTORE

Ponete in infusione 5 g di borsa del pastore in 2,5 dl d'acqua bollente per 15 minuti. Filtrate. Consumatene 1-2 tazzine al giorno, a seconda delle necessità, come cura contro le emorroidi.

DECOTTO DI LAMPONE

Bollite 10 g di lampone (foglie essiccate) in 2,5 dl d'acqua per 10 minuti. Filtrate e applicate a mo' di compressa come cura contro emorroidi e ragadi.

DECOTTO DI PUNGITOPO

Contro i disturbi emorroidali e le gambe gonfie ponete in infusione 5 g di pungitopo (rizoma) in 1 dl d'acqua. Fate lavaggi, bagni e pediluvi e applicate compresse imbevute di decotto alla parte interessata.

DECOTTO DI MALVA

Fate sbollentare per 1 minuto 50 g di malva (parte aerea) in 1 l d'acqua. Trascorso questo periodo lasciate riposare per 15 minuti e filtrate. Consumatene 3 tazze al giorno a digiuno, come cura, meglio se preventiva, contro le emorroidi.

DECOTTO DI NOCE

Fate bollire 50 g di noce (foglie essiccate e frantumate) per 10 minuti, quindi filtrate. Utilizzate ancora tiepido per impacchi e sciacqui per lenire le emorroidi.

IMPACCO DI ELICRISO

Ponete 15 g di elicriso a riposare in 1 l d'acqua bollente per 10 minuti. Trascorso questo periodo filtrate. Applicate sulla parte sotto forma di impacco come cura contro emorroidi, dermatosi, piccole ferite, geloni e arti inferiori freddi a causa di cattiva circolazione sanguigna.

INFUSO DI CODA CAVALLINA

Mettete in infusione 5 g di coda cavallina (parte aerea) in 1 dl d'acqua. Applicate ba-

TISANE, DECOTTI, INFUSI, VINI...

tuffoli di cotone o compresse di garza imbevuti di infuso sulle zone interessate come cura contro le emorroidi.

INFUSO DI PIANTAGGINE

Versate 1 l d'acqua bollente su 5 cucchiai di piantaggine (pianta intera) e 1 cucchiaino di anice verde (semi), lasciando riposare per 10 minuti; filtrate. Bevetene 4 tazze al giorno per combattere la flebite.

DECOTTO DI BORRAGINE

Gambe pesanti e caviglie gonfie sono un disturbo imputabile alla cattiva circolazione, per cui la borragine si dimostra un'ottima cura. Fate bollire 1 cucchiaio di borragine in 1 l d'acqua per 5 minuti, poi filtrate. Bevetene 1 tazza la sera prima di coricarvi.

INFUSO DI IPPOCASTANO

Preparate un infuso con 80 g di ippocastano (foglie o frutti contusi, o corteccia essiccata) in 1 l d'acqua. Lasciate riposare per 20 minuti e utilizzate per impacchi, bagni defatiganti o lozioni nel caso di cattiva circolazione, gambe pesanti e caviglie gonfie.

DECOTTO D'OLIVO

Ponete a bollire 20 g di olivo (foglie) in 1 l d'acqua per 10 minuti e lasciate riposare per 15 minuti prima di filtrare. Bevetene 1 tazza al giorno, in 2 volte, a digiuno, per combattere l'ipertensione arteriosa.

INFUSO DI VISCHIO

Frantumate 30 g di foglie di vischio, mettetele a riposare in infusione in 7,5 dl d'acqua fredda per 7-8 ore; al termine riscalda-

te leggermente e filtrate. Consumatene 3 tazzine al giorno, lontano dai pasti principali, allo scopo di combattere l'ipertensione arteriosa.

VINO DI VISCHIO

Mettete a macerare 30 g di vischio (foglie) per 1 settimana dentro un vaso di vetro ermeticamente chiuso assieme a 1 l di vino bianco secco, agitando di tanto in tanto. Trascorso questo periodo filtrate e conservate in bottiglia. Consumate 2 bicchierini al giorno, distanziati tra un pasto e l'altro. Può essere impiegato come diuretico e contro l'arteriosclerosi, l'ipertensione e i problemi circolatori.

INFUSO DI SALVIA

Mescolate in maniera omogenea 10 g di salvia, 10 g di menta (foglie) e 5 g di liquirizia (radice). Dosate 1 cucchiaino e ponetelo in infusione in 2,5 dl d'acqua bollente per 10 minuti. Trascorso questo periodo filtrate. Per combattere l'ipotensione arteriosa, consumatene 2 tazze al giorno per 7 giorni, quindi sospendete.

VINO D'AGLIO

Dopo aver sbucciato e schiacciato 10 spicchi d'aglio, poneteli a macerare per circa 10 giorni in 1 l di vino bianco secco in una bottiglia di vetro ermeticamente chiusa. Trascorso questo periodo filtrate e conservate in bottiglia. Consumatene 2 bicchierini al giorno come ipotensivo, antisettico e vermifugo. Questo vino è utile anche per combattere l'arteriosclerosi e alcune affezioni delle vie respiratorie. Controindicato invece a quanti soffrono di irritazioni gastrointestinali, malattie epatiche o bassa pressione arteriosa e alle puerpere.

INFUSO D'ARANCIO
Versate 1 l d'acqua tiepida su un composto formato da 1 cucchiaio di arancio (foglie), 1 cucchiaio di biancospino (fiori) e 1 cucchiaio di valeriana (radice), poi lasciate riposare per 10 minuti prima di filtrare. Bevetene 3 tazzine nell'arco della giornata per combattere la tendenza alle palpitazioni.

DECOTTO DI PUNGITOPO
Ponete 40 g di pungitopo (radice) a bollire per 4-5 minuti in 1 l d'acqua. Quindi lasciate intiepidire e filtrate. Consumate 1-2 tazze di decotto al giorno per 6-7 giorni per curare le varici.

TISANA DI LAMPONE
Miscelate 3,5 cucchiai di achillea (pianta), 3,5 cucchiai di lampone (foglie), 2 cucchiai di violetta (fiori) e 1 cucchiaio di malva (foglie). Prelevate 1 cucchiaio di composto e versatelo in 1/3 l d'acqua bollente, lasciando in infusione per 20 minuti; filtrate. Bevetene 3 tazzine al giorno per le varici.

INFUSO DI BORSA DEL PASTORE
Ponete a riposare 10 g di borsa del pastore (parte aerea essiccata) in 1 l d'acqua bollente per 10 minuti. Trascorso questo periodo filtrate e consumatene 2 tazzine al giorno per curare le varici e in caso di mestruazioni copiose.

INFUSO DI ELICRISO
Ponete 1 cucchiaino di elicriso (sommità fiorite) a riposare per 10 minuti in 2,5 dl d'acqua bollente. Trascorso questo periodo filtrate. Bevetene 2 tazzine al giorno prima o dopo i pasti principali per curare le varici e la cattiva circolazione. Questo infuso è utile anche per combattere bronchiti, asma, gotta, tosse e forme reumatiche.

Stomaco e intestino

INFUSO DI NEPETELLA
Ponete 1 cucchiaio di nepetella essiccata a riposare per 5 minuti in 2,5 dl d'acqua bollente. Trascorso questo periodo filtrate. Consumatene 2 tazze mezz'ora dopo i pasti principali per combattere l'aerofagia e le digestioni difficili. Lo stesso infuso può dare giovamento a quanti soffrono di disturbi bronchiali e asma (in questo caso consumatene due tazze al giorno lontano dai pasti principali).

VINO DI CORIANDOLO
Ponete a macerare per 7 giorni 20 g di coriandolo (frutti) pestato in un vaso di vetro chiuso assieme a 1 l di vino bianco secco. Trascorso il periodo filtrate con molta cura e conservate in bottiglia. Consumatene 1 bicchierino dopo i pasti per combattere aerofagia e meteorismo.

DECOTTO DI BORRAGINE
Bollite 20 g di borragine fresca per 3-4 minuti in 1 l d'acqua. Dopo 15 minuti, filtrate. Consumatene 2 tazze al giorno come cura contro i calcoli alla bile.

TISANE, DECOTTI, INFUSI, VINI...

DECOTTO DI TARASSACO

Mescolate 30 g di tarassaco (pianta) e 30 g di gramigna (rizoma). Dosate 1 cucchiaio di composto e ponetelo a bollire per 7-8 minuti in 2,5 dl d'acqua bollente. Lasciate riposare per 10 minuti e filtrate spremendo bene le droghe. Come cura contro i calcoli alla bile, consumatene 2 tazze al giorno, mattino e sera, lontano dai pasti per 15 giorni, quindi sospendete per 10 giorni e poi riprendete la cura.

DECOTTO DI TIGLIO

Fate bollire in 2 l d'acqua 2 grossi pugni di tiglio (alburno) per 20 minuti; filtrate. Bevete il decotto nel corso della giornata contro i calcoli alla bile. Dal momento in cui cessa il dolore, la cura va mantenuta per almeno 15 giorni.

SUCCO DI CRESCIONE

Dopo aver accuratamente lavato 100 g di crescione (pianta intera) in acqua corrente, estraetene il succo. Consumatene 1 cucchiaio prima dei pasti principali come cura contro i calcoli alla bile. Nel caso si avvertissero disturbi alla vescica interrompete immediatamente l'assunzione.

DECOTTO DI MIRTILLO

Mettete 3 cucchiai di mirtillo (bacche) a bollire per 5 minuti in 1 l d'acqua; lasciate poi in infusione per 10 minuti e filtrate. Bevetene 3-4 tazze nella giornata, tra un pasto e l'altro, come rimedio contro la colite.

INFUSO E CLISTERE DI CAMOMILLA

Ponete in infusione 20 g di camomilla (capolini) in 1/2 l d'acqua calda per 6-7 mi-

nuti. Quindi filtrate e lasciate intiepidire. Consumatene 1 tazza tiepida come rimedio contro la colite, mentre con il rimanente dell'infuso fate un clistere tiepido.

INFUSO AL BASILICO

Dopo aver lasciato in infusione in 1 l d'acqua bollente 2 cucchiai di camomilla (fiori), 2 cucchiai di salvia (foglie), 2 cucchiai di arancio (foglie) e 2 cucchiai di basilico (pianta), filtrate e bevetene 1 bicchierino dopo i pasti per aiutare la digestione difficile.

INFUSO AL RABARBARO

Mescolate omogeneamente 5 g di rabarbaro (rizoma essiccato e pelato), 2 g di genziana maggiore (radice essiccata e contusa), 10 g di menta (foglie) e 10 g di finocchio (frutti). Dosate 1 cucchiaino da dessert e ponetelo in infusione per 10-12 minuti in 2,5 dl d'acqua bollente. Quindi filtrate spremendo bene le droghe. Consumatene 1/2 tazza mezz'ora prima dei pasti principali per aiutare la digestione difficile.

INFUSO DI ORIGANO

Bollite 1 cucchiaino di origano (sommità fiorite) in 2,5 dl d'acqua per 2 minuti. Trascorso questo periodo filtrate. Bevetelo mezz'ora dopo i pasti per aiutare la digestione difficile e combattere l'aerofagia e i disturbi di stomaco.

VINO DI GENZIANA MAGGIORE

Ponete in infusione 10 g circa di genziana maggiore (radice) in 1/2 bicchiere d'acqua fredda per 12 ore. Trascorso questo periodo versate in bottiglia assieme a 1 l di vino bianco secco. Lasciate riposare per 1 settimana, quindi filtrate. Consumatene 1/2 bicchierino prima dei pasti principali per un effetto aperitivo, dopo i pasti principali per aiutare la digestione difficile.

DECOTTO DI CASTAGNE

Pestate 150 g di carrubo (frutti) e 50 g di castagne (buccia), macinate bene il tutto e fate bollire per 5 minuti in 2 dl d'acqua. Lasciate riposare per 10 minuti, filtrate per tela e somministrate ai bambini nella dose di 7-8 cucchiaini al giorno secondo la necessità per combattere le diarree infantili.

DECOTTO DI SANTOREGGIA

Mescolate in maniera omogenea 20 g di santoreggia (sommità fiorite), 15 g di finocchio (frutti), 15 g di erica (sommità fiorite e foglie fresche) e 10 g di piantaggine (foglie). Dosate 1 cucchiaio e ponetelo a sbollentare per 2-3 minuti in 2,5 dl d'acqua. Lasciate riposare per 10 minuti in infusione e filtrate. Consumatene 2 tazze al giorno in caso di dissenteria.

INFUSO DI BORSA DEL PASTORE

Ponete 10 g di borsa del pastore in 1 l d'acqua bollente. Fate riposare 5 minuti, quindi filtrate. Bevetene 2-3 tazzine al giorno in caso di dissenteria.

INFUSO DI MIRTILLO

Bollite 20 g di mirtillo (frutti essiccati) in 1/2 l d'acqua per 5 minuti e lasciate riposare per altri 5 minuti. Trascorso questo tempo filtrate l'infuso e consumatene 2 tazze lontano dai pasti in caso di dissenteria.

DECOTTO DI CARDO MARIANO

Ponete 1 cucchiaio di cardo mariano (foglie e radice essiccate) a bollire per 2-3 minuti in 2,5 dl d'acqua. Trascorso questo periodo filtrate. Consumatene 2 tazze al giorno prima dei pasti come colagogo in caso di disturbi di fegato. Ha anche proprietà toniche e diuretiche.

DECOTTO DI ROSMARINO

Fate bollire 4 cucchiai di rosmarino in 1 l d'acqua per 5 minuti; filtrate. Bevetene 1 tazza al mattino a stomaco vuoto in caso di disturbi di fegato.

INFUSO DI BASILICO

Versate 1 l d'acqua bollente su 2 cucchiai di basilico e fate riposare per 15 minuti; filtrate. Bevetene 1 tazza dopo ciascun pasto per combattere la gastrite.

INFUSO DI CAMOMILLA

Lasciate in infusione 1 cucchiaio di camomilla (fiori) per 15 minuti in 1 ciotola d'acqua bollente; aggiungete il succo di 1/2 limone e filtrate. Bevetene 1-2 tazze in caso di gastrite.

DECOTTO DI CICORIA

Bollite 1 manciata di cicoria (radici essiccate e sminuzzate) per mezz'ora in 1 l d'acqua; filtrate. Bevetene 1 tazzina prima dei pasti contro la mancanza di appetito.

INFUSO DI CARDO MARIANO

Ponete in infusione 20 g di cardo mariano

(radici frantumate) per 2 giorni in 1 l di vino bianco secco. Bevetene 2 bicchierini al giorno prima dei pasti principali per combattere l'inappetenza.

INFUSO DI ALLORO
Mettete in infusione 2-3 foglie di alloro in 2,5 dl d'acqua bollente per 10 minuti. Filtrate e consumate 2-3 tazzine al giorno per combattere l'inappetenza.

INFUSO DI CUMINO DEI PRATI
Fate riposare 1 cucchiaino di cumino dei prati (semi essiccati) in 2,5 dl d'acqua bollente per 10 minuti. Trascorso questo periodo filtrate. Bevetene 1/2 tazza prima dei pasti per combattere l'inappetenza. In caso di digestione difficile bevetene 1/2 tazza dopo i pasti.

VINO DI ARTEMISIA
Lasciate macerare 5 sommità fiorite d'artemisia in 1 l di vino bianco secco ad alta gradazione per 1 settimana, poi filtrate accuratamente. Consumatene 1 bicchierino mezz'ora prima del pasto principale per combattere l'inappetenza.

DECOTTO DI SALVIA
Fate bollire per 2 minuti 3,5 cucchiai di salvia in 1 l d'acqua e filtrate. Bevetene 3 tazze nella giornata per aiutare a risolvere gli effetti di un'indigestione.

INFUSO DI MELISSA
Mettete in infusione 1 cucchiaio di melissa per 10 minuti in 2,5 dl d'acqua, quindi filtrate e sorseggiatene lentamente 1 tazza tie-

pida dopo i pasti per placare i bruciori di stomaco.

INFUSO DI TIMO
Ponete in infusione 5 g di timo (foglie essiccate) in 2,5 dl d'acqua bollente per 15 minuti. Trascorso questo periodo filtrate. Consumatene 2 tazze al giorno per combattere il meteorismo.

INFUSO DI SANTOREGGIA
Ponete a riposare 15 g di santoreggia in 1 l d'acqua bollente per 10 minuti, quindi filtrate e consumatene 1 tazzina mezz'ora prima o dopo i pasti per combattere il meteorismo, le infiammazioni intestinali, le digestioni difficili, la stanchezza e le verminosi.

MACERATO DI GINEPRO
Schiacciate 10 g di ginepro (coccole) e mettetele a macerare con la scorza di 1 limone (solo la parte gialla) in 1 l di vino bianco secco ad alta gradazione alcolica, in bottiglia per 2 settimane. Trascorso questo periodo consumatene 1 bicchierino dopo i pasti principali per combattere il meteorismo e i bruciori di stomaco.

DECOTTO DI SAPONARIA
Fate bollire 6 cucchiai di saponaria (foglie e fusto) in 1 l d'acqua per circa 20 minuti, poi filtrate. Bevete 3 tazze di decotto nel corso della giornata come cura contro la stitichezza. Attenzione a non superare le dosi indicate.

INFUSO DI CICORIA
Ponete in infusione 20 g di cicoria in 1/2 l

d'acqua bollente. Lasciate riposare per 10 minuti, quindi filtrate. Contro la stitichezza, berne 1-2 tazze al mattino a digiuno.

DECOTTO DI LIQUIRIZIA

Ponete a bollire 15 g di liquirizia essiccata per 5 minuti in 1/2 l d'acqua. Consumatene 1 tazza al giorno presa al mattino a digiuno come cura contro la stitichezza. Lo stesso decotto serve per combattere l'aerofagia e i disturbi connessi. In questo caso prendetene 1/2 tazza dopo i pasti quando è ancora tiepido.

INFUSO DI LAMPONE

Ponete 1 cucchiaio di lampone (foglie essiccate) in infusione in 2,5 dl d'acqua bollente. Lasciate riposare per 10 minuti, quindi filtrate. Bevetene 2 tazze al giorno come rimedio contro la stitichezza. Lo stesso infuso è utile nei casi di mestruazioni dolorose; cominciate a consumare la tisana 5-6 giorni prima del manifestarsi del flusso.

INFUSO DI FRASSINO

Ponete a riposare 15 g di frassino (foglie) in 1 l d'acqua bollente per 10 minuti. Filtrate e consumatene 2 tazze al giorno lontano dai pasti come cura contro la stitichezza. Lo stesso infuso, nella misura di 2-3 tazze al giorno, serve per curare i dolori reumatici.

INFUSO DI MALVA E CICORIA

Frantumate con l'aiuto di un pestello e mescolate bene tra loro 1 cucchiaio di malva (fiori), 1 cucchiaio di cicoria (foglie), 1 cucchiaio di sena (foglie), 1 cucchiaio di rabarbaro (radice) e 2 cucchiai di tiglio (fio-

ri), poi prelevatene 1 cucchiaino che lascerete in infusione per 10 minuti in 1 tazza d'acqua bollente; filtrate. Bevetene 1 tazza al mattino presto e alla sera almeno 1 ora dopo cena come cura contro la stitichezza.

GRAPPA STOMACHICA

Mettete in una bottiglia 4 grossi cucchiai di malli di noci fresche, 1 l di grappa e 200 g di zucchero, quindi tappatela ed esponetela al sole sopra una finestra per 6 settimane. Trascorso questo periodo filtrate e imbottigliate. Avrete così a disposizione un liquore tonico, ottimo per placare i dolori di stomaco e dell'intestino.

INFUSO AL BASILICO

Preparate una miscela con 25 g di basilico, 25 g di tarassaco, 25 g di timo e 25 g di melissa, prelevatene 1 cucchiaio e lasciatelo in infusione per 10 minuti in 1 tazza di acqua bollente, quindi filtrate. Bevuto 2-3 volte al giorno dopo i pasti, questo infuso gradevolissimo costituisce un'ottima alternativa al caffè, aiuta la digestione e attenua i mal di testa che talvolta ne conseguono.

INFUSO ALLA VERBENA

Miscelate 40 g di maggiorana, 40 g di tiglio, 40 g di salvia e 40 g di verbena, quindi prelevatene 1 cucchiaio su cui verserete 1 tazza di acqua bollente. Lasciate riposare per 10 minuti e filtrate. Questo infuso si presta anche a un consumo abituale, poiché bevendone 3 tazze al giorno si ottiene un miglioramento nella digestione e nel mal di testa che spesso le si accompagna.

TISANE, DECOTTI, INFUSI, VINI...

INFUSO DI QUATTRO ERBE

Ponete 1 cucchiaio di miscela, precedentemente preparata con 25 g di lavanda, 25 g di melissa, 25 g di menta e 25 g di timo, in infusione in 1 tazza di acqua bollente per 10 minuti. Bevuto dopo i pasti è un valido aiuto per chi soffre di difficoltà digestive.

LIQUORE DI BASILICO

Lasciate macerare 40 g di basilico (foglie fresche) e 20 g di limone (scorza, solo la parte gialla) con 5 cl di alcol a 95°, avendo cura di mescolare le droghe frequentemente. Dopo 6 giorni filtrate e aggiungete 1 l di vino bianco secco molto buono. Filtrate nuovamente e consumate fresco. Sarà un piacere concludere i pasti principali con 1 bicchierino di questo liquore delicatamente profumato dalle erbe aromatiche, che vi aiuterà nelle digestioni difficili.

RABARBARO CINESE

Questa ricetta permette di ottenere un liquore delicato e molto adatto come aperitivo per le sue proprietà stomachiche. Frantumate 20 g di rabarbaro (rizoma essiccato e pelato) e mettetelo in un vaso con 2 dl di alcol e 0,2 dl di acqua, lasciandolo macerare per 10 giorni. Trascorso questo periodo, sciogliete in un pentolino 2,5 dl di acqua con 550 g di zucchero e aggiungeteli al resto. Rimestate, fate riposare 1/2 giornata, filtrate e imbottigliate.

VINO DI MELISSA

Ponete a macerare per 7 giorni 50 g di melissa (foglie) in un vaso di vetro ermeticamente chiuso assieme a 1 l di vino bianco. Quindi filtrate e conservate in bottiglia. Consumatene 1 bicchierino dopo i pasti principali contro gli spasmi gastrici e come stomachico. Svolge anche una discreta azione sedativa, utile negli stati ansiosi.

VINO DI MENTA

Ponete 20 g di menta (foglie) e 1 limone (scorza, solo la parte gialla) a macerare in 1 l di vino bianco secco ad alta gradazione. Trascorso questo periodo filtrate e conservate in bottiglia. Consumatene 1 bicchierino dopo i pasti principali come tonico, calmante e digestivo.

VINO DI ROSMARINO

Ponete a macerare 30 g di rosmarino (foglie) e 1 limone (scorza, solo la parte gialla) in 1 l di vino rosso per 7 giorni, poi filtrate per tela e conservate in bottiglia. Consumatene 1 bicchierino al giorno come eupeptico, ossia facilitante del processo digestivo.

Apparato genitourinario

DECOTTO DI PREZZEMOLO

Fate bollire in 1/2 l d'acqua 1,5 cucchiai di prezzemolo (radice) per 15 minuti, quindi filtrate. Bevete il decotto nell'arco della giornata, suddividendolo in 4 dosi, in caso di amenorrea.

DECOTTO D'ALCHECHENGI

Bollite 40 g di alchechengi (bacche in polvere private dei calici) per 10 minuti in 1 l d'acqua. Quindi lasciate riposare in infusione per 15 minuti e filtrate accuratamente utilizzando una tela e spremendo bene la droga. Si consiglia di consumarne 2 bicchierini al giorno, uno al mattino e uno alla sera, un'ora prima dei pasti, per curare i calcoli ai reni e alla vescica.

DECOTTO DI GRAMIGNA

Mescolate in maniera omogenea 20 g di gramigna (radice), 20 g di malva (parte aerea) e 20 g di parietaria (foglie), avendo cura di ridurre la gramigna in pezzetti molto piccoli. Dosate 1 cucchiaio del composto preparato e ponetelo a bollire per 5 minuti in 2,5 dl d'acqua. Trascorso questo periodo, lasciate riposare per 10 minuti e filtrate spremendo bene i vegetali. Consumatene 3 tazze al giorno per 20 giorni, mattino, pomeriggio e sera lontano dai pasti, per curare i calcoli ai reni e alla vescica. Sospendete per 10 giorni e ripetete la cura in caso si ripresentassero i disturbi.

DECOTTO DI ERICA

Fate bollire 20 g di erica (sommità fiorite) in 1 l d'acqua a fuoco lento per 10 minuti. Trascorso il periodo, lasciate riposare qualche minuto, quindi filtrate. Bevetene 3 tazze al giorno dolcificate con miele come rimedio contro la cistite.

DECOTTO DI MALVA

Ponete 40 g di malva (parte aerea) e 20 g di erica (sommità fiorite) a bollire per 10 minuti in 1 l d'acqua. Trascorso questo periodo filtrate. Consumate 3 tazze di questo decotto al giorno (mattino, pomeriggio e sera), sempre lontano dai pasti, come rimedio contro la cistite.

INFUSO DI CORBEZZOLO

Fate sbollentare 10 g di corbezzolo (foglie) in 2,5 dl d'acqua per 2-3 minuti e lasciate riposare per 15 minuti. Filtrate e bevetene 1 tazza al mattino a digiuno per alleviare i disturbi della cistite. Utile anche nei casi di affezioni alle vie urinarie e di prostatite.

DECOTTO DI PUNGITOPO

Bollite per 2-3 minuti 30 g di pungitopo (rizoma essiccato) in 1 l d'acqua. Lasciate riposare per 15 minuti, quindi filtrate. Consumatene 2 tazze al giorno lontano dai pasti come diuretico e per combattere la litiasi renale. È utile anche per eliminare gli acidi urici, risultando di giovamento per quanti soffrono di gotta.

INFUSO DI ERICA

Ponete a riposare 2-3 g di erica (sommità fiorite) in 2,5 dl d'acqua bollente per alcuni minuti. Bevetene 2 tazze al giorno lontano dai pasti come diuretico ed espettorante. Nelle medesime dosi può essere utilizzato come antisettico e antifermentativo.

MACERATO DI PARIETARIA

Dopo aver affettato a spicchi 2 cipolle e frantumato 10 g di parietaria (parte aerea), 30 g di gramigna (rizoma) e 30 g di carciofo (foglie), ponete il tutto a macerare assieme alla scorza di 1 limone (solo la parte gialla) in 1 l di vino bianco ad alta gradazione per

10-12 giorni. Trascorso questo periodo filtrate e conservate il macerato in una bottiglia ben chiusa. Consumatene 3 tazzine al giorno, lontano dai pasti, come rimedio in caso di idropisia.

INFUSO DI PRUGNOLO

Ponete a riposare per 15 minuti 10 g di prugnolo (foglie essiccate) in 1 l d'acqua bollente. Filtrate e utilizzate per lavaggi locali contro la leucorrea.

INFUSO DI ARTEMISIA

Ponete in infusione per 7-8 minuti 2 g di artemisia (parte aerea) in 2,5 dl d'acqua bollente, quindi filtrate. Consumatene 1 tazza al giorno, in 2 volte, lontano dai pasti. La cura va iniziata 4-5 giorni prima della comparsa delle mestruazioni. L'infuso è consigliato a quante hanno mestruazioni scarse.

INFUSO DI MAGGIORANA

Ponete a riposare per 5 minuti in 1 l d'acqua bollente 20 g di maggiorana, quindi filtrate. Consumatene 2 tazze al giorno in caso di nervosismo e di mestruazioni dolorose.

INFUSO DI PREZZEMOLO

Fate riposare 1 cucchiaino di prezzemolo (foglie tritate) in 2,5 dl d'acqua bollente per 5 minuti e sorbitelo subito per calmare gli spasmi ventrali e regolare il ciclo mestruale; indicato anche per la febbre.

INFUSO DI CAMOMILLA

Ponete in infusione per dieci minuti 10 g di camomilla (sommità fiorite) in 2,5 dl d'ac-

qua bollente, quindi filtrate. Consumate tiepida 1 tazza di tisana all'occorrenza. Questo infuso è indicato per le mestruazioni dolorose.

INFUSO DI GINEPRO

Ponete 15 g di ginepro (bacche contuse) a riposare per 4-5 minuti in 1 l d'acqua bollente. Consumatene 2 tazze al giorno come regolatore delle mestruazioni.

VINO DI ACHILLEA

Ponete a macerare 50 g di achillea (sommità fiorite) per 10 giorni in 1 l di vino bianco secco. Trascorso questo periodo filtrate e conservate in bottiglia. Consumatene 1 bicchierino prima o dopo i pasti per i disturbi digestivi. Si consiglia, invece, la dose di 2 bicchierini al giorno lontano dai pasti nel caso di mestruazioni scarse e dolorose, emorroidi e varici.

VINO DI BORSA DEL PASTORE

Pestate 100-150 g di borsa del pastore (pianta fresca) e ponete a macerare in 1 l di buon vino bianco per 8-10 giorni; agitate spesso durante la macerazione e poi colate. Prendetene 2-3 bicchieri al giorno in caso soffriate di renella.

BAGNO DI CODA CAVALLINA

Ponete a macerare 100 g di coda cavallina (fusti sterili) per 1 notte in 1 l d'acqua fredda. Quindi fate bollire per 3-4 minuti a fuoco lento, lasciate riposare in infusione per 15 minuti, poi filtrate e aggiungete il liquido ottenuto all'acqua del bagno, dove vi immergerete per 20 minuti per combattere i disturbi dovuti a vescica debole.

Muscoli e ossa

BAGNO DI ERICA

Ponete in infusione 200 g di erica (sommità fiorite) in 3 l d'acqua fredda per alcune ore. Bollite quindi a fuoco molto lento per 15 minuti, filtrate e aggiungete all'acqua del bagno. Immergetevi per 20 minuti per ovviare ai disturbi reumatici.

CATAPLASMA DI FARINA DI LINO

Sciogliete 200 g di farina di lino fresca in 400 g d'acqua a fiamma debole, mescolando fino a ricavarne una farina densa. Applicate la pastella ben calda sulla parte interessata e ricoprite con una garza. Per evitare scottature mettete un panno tra l'epidermide e la crema. È un ottimo rimedio contro i dolori reumatici; si è inoltre rivelato utile a contrastare la gotta.

DECOTTO DI AGLIO

Schiacciate 30 g di spicchi d'aglio e mescolate con 50 g di olio d'oliva caldo e succo di 1/2 limone, massaggiate per 5 minuti la parte dolente e ricoprite con un termoforo o una pezza di lana per lenire i dolori reumatici.

FRIZIONI DI GINEPRO

Ponete 50 g di ginepro (coccole schiacciate) e 10 g di rosmarino (foglie) in 1 bicchiere di alcol denaturato. Lasciate riposare per 15 giorni prima di filtrare con una tela. Al filtrato aggiungete 25 g di olio di ricino. Utilizzate per frizionare le parti indolenzite dai dolori reumatici. Dopo la frizione ricoprite con un panno di lana.

INFUSO DI ERICA

Bollite per 7-8 minuti 15 g di erica in 1 l d'acqua; filtrate e consumatene 2-3 tazze al giorno per lenire i reumatismi ed eliminare gli acidi urici.

INFUSO DI PRIMULA

Mettete 30 g di primula (rizoma essiccato e contuso) in 1 l d'acqua bollente e lasciate riposare per mezz'ora. Prendetene 2-3 tazzine al giorno come rimedio contro i dolori reumatici.

TINTURA DI LAVANDA

Ponete a macerare per 8 giorni 20 g di lavanda (fiori) in 100 ml d'alcol a 30°. Applicate sulla pelle con un tamponcino di cotone per lenire i reumatismi.

VINO DI FRASSINO

Ponete a macerare 50 g di frassino (foglie) assieme a 1 l di vino bianco secco dentro un vaso ermeticamente chiuso per circa 10 giorni. Filtrate accuratamente e conservate in bottiglia. Consumatene 2 bicchierini al giorno lontano dai pasti come diuretico e antireumatico e per combattere le calcolosi renali.

VINO DI GINEPRO

Ponete a macerare 15 g di ginepro (bacche schiacciate) e 1 limone (scorza, solo la parte gialla) in 1 l di vino bianco secco ad alta gradazione per 15 giorni. Trascorso questo periodo filtrate e conservate in bottiglia. Consumatene 2 bicchierini al giorno. Il vino di ginepro è un ottimo tonico, diuretico e digestivo. Si consiglia a quanti soffrono di gotta, inappetenza e reumatismi.

TINTURA OLEOSA DI ALLORO

Mettete a macero per 5 giorni 20 g di alloro (frutti) in 100 g di olio di oliva o di semi. Frizionate con un batuffolo di cotone imbevuto di tintura la parte interessata come rimedio contro i dolori reumatici e le contusioni.

VINO DI SALVIA

Ponete 30 g di salvia (foglie) a macerare per 7 giorni in 1 l di vino rosso. Trascorso questo periodo filtrate e conservate in bottiglia. Consumatene 2 bicchierini al giorno. Questo vino ha proprietà toniche, antireumatiche e digestive.

Sistema nervoso e psichico

INFUSO DI MAGGIORANA

Versate 1 l d'acqua bollente su 5 cucchiai di maggiorana (foglie e fiori): lasciate in infusione per 10 minuti e poi filtrate. Bevetene 3 tazze al giorno, l'ultima prima di coricarvi, per contrastare gli stati di angoscia.

INFUSO DI BASILICO

Ponete in infusione 1 cucchiaino di basilico (foglie) in 2,5 dl d'acqua bollente per 10 minuti. Filtrate e consumatene 1 tazza subito dopo il pasto principale. Combatte l'ansia, la stanchezza generale e lo stress da superlavoro intellettuale. Lo stesso infuso serve anche per fare gargarismi in caso di alito cattivo.

INFUSO DI MELISSA

Versate 1 tazza di acqua bollente su 1/2 cucchiaio di melissa (foglie), lasciando in infusione per 10 minuti prima di filtrare. Bevetene 1-2 tazze nell'arco della giornata. Aiuta a contrastare l'ansia.

INFUSO DI BIANCOSPINO

Mescolate 20 g di biancospino (fiori) e 20 g di maggiorana (sommità fiorite). Dosate 1 cucchiaio e ponetelo in infusione per circa 15 minuti in 2,5 dl d'acqua bollente, quindi filtrate. Consumatene 2 tazze al giorno lontano dai pasti, 1 al mattino appena alzati e 1 alla sera mezz'ora prima di coricarvi. Aiuta a combattere stati di ansia e angoscia.

VINO DI BIANCOSPINO, CAMOMILLA E MELISSA

Ponete 20 g di biancospino (fiori), 10 g di camomilla (fiori) e 5 g di melissa a macerare in 1 l di vino bianco dolce ad alta gradazione alcolica per 7 giorni. Trascorso questo periodo filtrate con cura e conservate in bottiglia. Consumatene 2 bicchieri al giorno, uno dei quali mezz'ora prima di coricarvi. Indicato per i casi d'insonnia e negli stati ansiosi.

INFUSO CONTRO L'EMICRANIA

Mettete in infusione 10 g di rosmarino (infiorescenze con brattee) oppure 10 g di camomilla (capolini) per 10 minuti in 2,5 dl d'acqua bollente, quindi filtrate spremendo bene. Potrete consumarne 2 tazze al giorno, aromatizzate con zucchero e succo di limone. Questa tisana è consigliata contro le emicranie di origine nervosa.

INFUSO DI TIGLIO

Ponete in infusione 10 g di tiglio (infiorescenze con brattee) per 10 minuti in 2,5 dl d'acqua bollente, quindi filtrate spremendo per bene. Consumatene 2-3 tazze al giorno per combattere l'emicrania e per placare il nervosismo.

INFUSO DI ARANCIO AMARO

Ponete in infusione 5 g di arancio amaro (fiori) in 2,5 dl d'acqua bollente per 10 minuti. Trascorso questo periodo filtrate. Consumatene 1/2 tazza addolcita con miele mezz'ora prima di coricarvi. È consigliato ai sofferenti di insonnia e nervosismo.

INFUSO DI LUPPOLO

Lasciate riposare per 10 minuti in 2,5 dl d'acqua calda 5 g di luppolo (infiorescenze). Una volta trascorso questo periodo, filtrate e consumatene 2 tazze al giorno lontano dai pasti per combattere gli stati di insonnia e di nervosismo.

INFUSO DI PAPAVERO

Ponete a riposare 2 g di papavero (petali essiccati) per 10 minuti in 2,5 dl d'acqua bollente, poi filtrate e addolcite con miele. Consumatene 1 tazza mezz'ora prima di coricarvi. Contrasta l'insonnia.

VINO DI CAMOMILLA

Ponete 50 g di camomilla (sommità fiorite) a macerare per 10 giorni in 1 l di vino bianco. Trascorso questo periodo filtrate spre-

mendo bene la droga e conservate in bottiglia. Consumatene 1 bicchierino mezz'ora prima di coricarvi per combattere l'insonnia.

INFUSO ALLA MAGGIORANA

Miscelate 4 cucchiai di maggiorana, 4 cucchiai di tiglio, 4 cucchiai di salvia e 4 cucchiai di verbena; prelevatene 1 cucchiaio e versatevi sopra 1 tazza d'acqua bollente, lasciando riposare per 10 minuti prima di filtrare. In caso di mal di testa, bevetene 3 tazze al giorno fino a quando non cominciate ad avvertire un miglioramento.

INFUSO DI PRIMULA

Ponete 5 g di primula (foglie e fiori essiccati) a riposare per 15 minuti in 2,5 dl d'acqua bollente, quindi filtrate. Bevetene 1 tazza la sera prima di coricarvi per combattere il mal di testa.

INFUSO DI RABARBARO

Mescolate in maniera omogenea 20 g di rabarbaro (rizoma essiccato e pelato), 20 g di menta piperita (foglie) e 5 g di arancio amaro (scorza). Dosate 1 cucchiaino da dessert di questa miscela e ponetela in infusione per 10 minuti in 2,5 dl d'acqua bollente. Quindi filtrate con cura, spremendo bene le droghe. Consumatene 1/2 tazza dopo i pasti per combattere il mal di testa dovuto a cattiva digestione.

TINTURA DI MENTA PIPERITA

Ponete a macerare per 8 giorni 20 g di menta piperita (foglie o sommità fiorite) in 1 dl d'alcol a 70°. Utilizzate per frizionare le zone colpite da nevralgie, ma badando a non metterla a contatto con occhi e mucose.

VINO DI VERBENA

Ponete 50 g di verbena (parte aerea intera, essiccata e sminuzzata) a macerare per 10 giorni in 1 l di vino bianco ad alta gradazione, poi filtrate e conservate in bottiglia. Consumate 2 bicchierini al giorno di questo vino indicato nei casi di nevralgie, stati febbrili, reumatismi e sciatica.

INFUSO DI ARANCIO

Versate su 1 cucchiaio di foglie d'arancio 1 l d'acqua bollente e fate riposare per 10 minuti prima di filtrare. Bevetene 3 tazze al giorno in caso di nevralgia facciale.

BAGNO DI MELISSA

Fate riposare 100 g di melissa in 3 l d'acqua bollente per mezz'ora, quindi filtrate e aggiungete l'infuso all'acqua del bagno, immergendovi poi per 20 minuti. È un sedativo del sistema nervoso.

INFUSO ALLA MENTA PIPERITA

Lasciate riposare per 5 minuti in 2,5 dl d'acqua bollente 1 cucchiaio di menta piperita essiccata, quindi filtrate. Consumatene 2 tazze al giorno, mattino e sera. È ottimo per i soggetti nervosi.

VINO DI BIANCOSPINO

Ponete a macerare 20 g di biancospino per 1 settimana in 1 l di vino bianco. Trascorso questo periodo filtrate spremendo bene il vegetale e conservate in bottiglia. Consu-

matene 2 bicchierini al giorno come sedativo del sistema nervoso e per combattere l'arteriosclerosi.

VINO DI MAGGIORANA

Mettete 30 g di maggiorana (sommità fiorite) a macerare in un vaso di vetro ermeticamente chiuso per 10 giorni assieme a 1 l di vino bianco, poi filtrate accuratamente e conservate in bottiglia. Consumatene 2 bicchierini al giorno. Ha proprietà antispasmodiche, favorisce i processi digestivi e calma i nervi. È un buon antisettico e può essere utile contro le alitosi da fermentazioni batteriche.

DECOTTO DI GRAMIGNA

Miscelate 2,5 cucchiai di gramigna (rizoma), 1,5 cucchiai di cicoria (radice) e 1 cucchiaio di liquirizia (radice), e mettete 1 cucchiaio di questo composto a bollire per 2 minuti in 1 l d'acqua. Filtrate e bevetene 2-3 bicchierini nel corso della giornata. È utile per contrastare la sonnolenza.

DECOTTO DI GENZIANA MAGGIORE

Bollite per 1 minuto 2 g di genziana maggiore (radice spezzettata) in 2,5 dl d'acqua. Bevetene 2 tazzine al giorno, in caso di stanchezza fisica e intellettuale.

INFUSO DIGESTIVO ALL'ALLORO

Mettete 1 cucchiaio di alloro essiccato (foglie) e tritato in 1 tazza d'acqua bollente; dopo 10 minuti filtrate per bene il liquido e bevete a sorsi durante la giornata. Facilita la digestione ed espelle i gas intestinali, vince la stanchezza e l'insonnia, l'influenza e i raffreddori.

TISANE, DECOTTI, INFUSI, VINI...

Bronchi e polmoni

VINO DI ISSOPO

Ponete 30 g di issopo (sommità fiorite) a macerare per 7 giorni in 1 l di vino bianco dolce ad alta gradazione. Trascorso questo periodo filtrate e conservate in bottiglia. Consumatene 2 bicchierini al giorno lontano dai pasti. È indicato per affezioni bronchiali, raffreddori, influenze, tossi e catarro bronchiale. Ha anche proprietà digestive e antinfiammatorie a livello gastrointestinale.

DECOTTO DI PRIMULA

Bollite per 5 minuti 1 cucchiaio di primula (rizoma essiccato e spezzettato) in 2,5 dl d'acqua. Trascorso questo periodo lasciate riposare per 10 minuti, quindi filtrate. Consumatene 2 tazze al giorno lontano dai pasti per curare le malattie che colpiscono l'apparato respiratorio e in particolar modo bronchiti e asme bronchiali.

INFUSO DI LAVANDA E ISSOPO

Mettete a riposare 15 g di lavanda (sommità fiorite) e 10 g di issopo (sommità fiorite) per 10 minuti in 1 l d'acqua bollente, poi filtrate. Consumatene 2 tazze al giorno per contrastare l'asma.

INFUSO DI ORIGANO

Ponete in infusione per 10 minuti in 1 l d'acqua bollente 15 g di origano (sommità fiorite). Consumatene 2 tazze al giorno. Questo infuso si rivela utile nei casi di tosse, asma e reumatismi.

SUFFUMIGI DI LAVANDA

Sbriciolate 20 g di lavanda (sommità fiorite essiccate), oppure 20 g di eucalipto (foglie essiccate), oppure 20 g di salvia (foglie essiccate). Fate bruciare su un braciere modiche quantità di droga aspirandone i vapori. La salvia e l'eucalipto possono essere anche fumate in pipa o in sigarette appositamente confezionate. Servono per contrastare l'asma.

VINO D'IPERICO

Contro le forme asmatiche, mettete a macerare per 1 settimana 20 g d'iperico (sommità fiorite) in 1 l di vino bianco secco ad alta gradazione. Bevetene 2 bicchierini al giorno.

SUFFUMIGI D'EUCALIPTO

Mettete in infusione 30 g di eucalipto (foglie) in 1/2 l d'acqua bollente. Respirate i fumi avvolgendo la testa e la fronte con un asciugamano onde non disperderli. Per contrastare la sinusite.

Pelle, capelli, unghie

BAGNO DI PIANTAGGINE

Fate bollire per 10 minuti 50 g di piantaggine (foglie) in 1 l d'acqua. Trascorso questo periodo filtrate spremendo bene il vegetale. Il decotto può essere utilizzato per lavaggi o applicato sotto forma di compresse sulla pelle colpita da acne.

INFUSO DI LAVANDA

Mettete in infusione 60 g di lavanda (fiori essiccati) in 1 l d'acqua bollente e lasciate riposare fino a raffreddamento. Utilizzate come lozione contro l'acne.

DECOTTO DI ALCHECHENGI

Ponete in infusione 10 g di alchechengi (frutti) in 1 dl d'acqua. Utilizzate il decotto per compresse da apporre sulla parte arrossata per almeno 15 minuti.

DECOTTO DI CASTAGNO

Ponete in infusione 6 g di castagno (corteccia) in 1 dl d'acqua. Fate lavaggi e applicate compresse per 15 minuti sulla parte arrossata.

DECOTTO DI LINO

Ponete in infusione 2 g di lino (semi) in 1 dl d'acqua. Applicate quindi compresse imbevute con questo preparato sulle parti colpite da prurito.

INFUSO DI LUPPOLO

Mettete in infusione 60 g di luppolo in 1 l d'acqua bollente e lasciate riposare fino a raffreddamento. Utilizzate per calmare il prurito con lozioni, impacchi e risciacqui.

OLIO D'IPERICO

Ponete 50 g di iperico (sommità fiorite) in un vasetto di vetro coprite di olio d'oliva. Esponete tutto al sole per 15 giorni prima di utilizzare. Applicate ogni giorno sul callo una quantità di preparato sufficiente a ricoprirlo, continuando fino alla scomparsa.

DECOTTO DI SAPONARIA

Contro le dermatiti, bollite 60 g di saponaria (radice spezzettata) in 1 l d'acqua per 6-7 minuti. Filtrate immediatamente e utiliz-

zate esternamente, finché è caldo, per lavaggi alla parte interessata. Utile anche per chi soffre di acne.

MASCHERA ALLA POLPA DI CICORIA

Utilizzate la polpa delle radici di cicoria cotte per preparare una maschera emolliente. Sarà sufficiente schiacciarle per bene e stenderne la polpa sulla cute interponendo una garza sottile.

DECOTTO DI CALENDULA

Per contrastare la foruncolosi mescolate in maniera omogenea 30 g di calendula (fiori senza l'involucro verde), 30 g di prugnolo (frutti) e 20 g di salvia (foglie). Dosatene 40 g e poneteli a bollire per 7-8 minuti in 1 l d'acqua. Trascorso questo periodo lasciate riposare per 15 minuti e filtrate. Consumatene 1-2 tazze al giorno prese lontano dai pasti per 15 giorni.

OLIO DI IPPOCASTANO

Ponete 2 cucchiai di ippocastano (foglie essiccate) in 2,5 dl d'olio d'oliva e bollite per 1 ora a vapore. Trascorso questo periodo, lasciate riposare a macero per 4-5 giorni, quindi filtrate con cura. Utilizzate l'olio distribuendolo sulle zone del corpo colpite da geloni, varici o emorroidi.

CREMA ALLA MALVA FRESCA

Ponete 120 g di malva fresca (parte aerea) sminuzzata a bollire con 150 g di burro e 80 g d'acqua a fuoco lento finché tutta l'acqua sarà evaporata. Quindi filtrate per mezzo di una tela sottile. Pulite perfettamente il viso e applicate la crema massaggiando con cura per attenuare le rughe.

LOZIONE AL SUCCO DI LIMONE

Spremete il succo di 3 limoni e passate 2 volte al giorno sui punti neri un batuffolo di cotone imbevuto nel succo.

MASCHERA ALL'ARANCIO

A viso pulito, per contrastare le rughe, applicate succo e polpa d'arancio sulla pelle per 15-20 minuti, quindi risciacquate e asciugate.

SUCCO DI CALENDULA

Raccogliete le foglie fresche di calendula, lavatele e spremetele, quindi usatene il succo per ridurre le verruche.

UNGUENTO D'AGLIO

Riducete in poltiglia 10 spicchi d'aglio, aggiungete 1/2 bicchiere d'olio d'oliva e mescolate energicamente. Utilizzate per pennellature nei dolori di ossa o anche per fare massaggi. Per ridurre calli e verruche basta applicare sulla parte interessata 1 spicchio d'aglio schiacciato.

Occhi

COMPRESSA DI CAMOMILLA

Ponete in infusione per 15 minuti 30 g di camomilla (capolini) in 1/2 l d'acqua, meglio se distillata. Filtrate accuratamente con una mussola fin, quindi applicate per circa 10 minuti sotto forma di compresse sopra gli occhi irritati.

COMPRESSA AI SEMI DI FINOCCHIO

Ponete in infusione per 15 minuti 15 g di finocchio (frutti) in 1/2 l d'acqua bollente, poi filtrate accuratamente. Contro l'affaticamento e per rinforzare la vista, applicate per 10 minuti l'infuso sotto forma di compresse sugli occhi affaticati.

COMPRESSA DI MALVA

Ponete 10 g di malva (parte aerea) a bollire per 10 minuti in 2,5 dl d'acqua. Lasciate in infusione finché intiepidisce, quindi filtrate accuratamente. Applicate sulle palpebre, al mattino e alla sera, compresse bagnate con questo decotto per dare sollievo agli occhi affaticati.

INFUSO DI MALVA

Fate riposare 50 g di malva per 10 minuti in 1 l d'acqua. Filtrate e utilizzate per detergere gli occhi stanchi.

Bocca e orecchie

DECOTTO DI CUMINO DEI PRATI

Mettete in infusione 5 g di cumino dei prati (frutti) in 1 dl d'acqua. Fate sciacqui e gargarismi contro l'alitosi.

INFUSO CON MENTA E SALVIA

Triturate e mescolate in maniera omogenea 10 g di finocchio (frutti), 5 g di lavanda (sommità fiorite), 10 g di salvia (foglie) e 10 g di menta (foglie). Dosate 1 cucchiaino da dessert e ponetelo a riposare per 15 minuti in 2,5 dl d'acqua bollente. Trascorso il periodo filtrate. Fate degli sciacqui alla cavità orale per evitare l'alitosi. Ripetete l'operazione nel corso della giornata.

INFUSO DI NEPETELLA

Ponete 30 g di nepetella a riposare per 5 minuti in 1 l d'acqua bollente, quindi filtrate con cura. Consumate 2 tazze al giorno di questo infuso, che risulta utile nei casi di ronzii auricolari.

Pronto soccorso

BAGNO DI VISCHIO

Miscelate 4 cucchiai di timo (pianta) e 6 cucchiai di vischio (rametti); versate 1/2 l d'acqua bollente su 2 cucchiai di droga e fate riposare per 30 minuti prima di filtrare. Lavate con cura e frequentemente la pelle in caso di abrasioni.

DECOTTO DI GRAMIGNA

Fate bollire per 10 minuti in 1 l d'acqua 2 manciate di gramigna. Lasciate riposare 15 minuti, quindi filtrate. Consumatene 1-2 tazze al giorno a digiuno per 2 settimane di seguito. È utile in tutti i casi di malattie infiammatorie del fegato, della milza, delle vie urinarie, nella gotta, nell'artrite e nell'eczema. Svolge inoltre un'eccellente azione diuretica, emolliente, depurativa e correttiva del sangue.

INFUSO DI LINO

Ponete a riposare 20 g di lino (semi) in 1 l d'acqua bollente per 5 minuti. Bevetene 2-3 tazze al giorno dopo aver filtrato, per contrastare le infiammazioni delle vie digestive e urinarie e le affezioni alle vie respiratorie.

CATAPLASMA DI LINO

Contro la bronchite fate cuocere per qualche minuto 60 g di farina fresca di lino in 2,5 dl d'acqua, fino a ottenere una polentina densa. Applicate al petto a più riprese, il più caldo possibile, interponendo un telo e coprendo con un panno per conservare il calore.

DECOTTO DI BORRAGINE

Ponete 15 g di borragine fresca a riposare per 10 minuti in 1 l d'acqua bollente. Filtrate accuratamente per eliminare i peli e consumatene 2-3 tazzine al giorno lontano dai pasti per combattere malattie dell'apparato respiratorio come raffreddori, bronchiti, pleuriti.

INFUSO DI ARANCIO

Versate 1 l d'acqua bollente su 1 cucchiaio di camomilla (fiori), 2 cucchiai di eucalipto (foglie), 1 cucchiaio di arancio (foglie) e 1 cucchiaio di melissa (foglie), lasciate in infusione per 10 minuti. Filtrate e bevetene 3 tazze al giorno per combattere la bronchite.

INFUSO DI CERFOGLIO

Contro bronchiti, laringiti e reumatismi, ponete 20 g di cerfoglio fresco a riposare per 15 minuti in 1 l d'acqua bollente. Bevetene 2 tazze al giorno lontano dai pasti. Lo stesso infuso si può utilizzare nei casi di calcoli renali e disfunzioni epatiche.

TISANE, DECOTTI, INFUSI, VINI...

DECOTTO DI PRIMULA

Bollite 50 g di primula (rizoma contuso) in 1 l d'acqua fino a ridurre il liquido a 1/3. Applicatelo quindi con delle compresse sulle parti che presentano contusioni.

OLIO DI ALLORO

Per curare le contusioni, mettete in 1 bicchiere d'olio d'oliva 1 manciata di alloro (bacche) tritato, lasciate in infusione per 10 giorni, poi spremete le bacche e filtrate il tutto. Utilizzate per frizioni sulla parte dolorante o per applicazioni anche in caso di reumatismi o emorroidi.

IMPACCO DI VERBENA

Per lenire le distorsioni miscelate 6 cucchiai di verbena (pianta) e 3 cucchiai di issopo (foglie) e fatene bollire 1,5 cucchiai in 1/3 l d'acqua per 5 minuti. Con il decotto fate impacchi sulla parte interessata.

INFUSO AL CARDO SANTO

Per combattere la febbre ponete in infusione 10 g di cardo santo (foglie e sommità fiorite) e 10 g di verbena (pianta intera) in 1 l d'acqua bollente per 10 minuti. Filtrate e consumatene 2 tazze al giorno.

INFUSO DI CORBEZZOLO

Ponete in infusione 1 cucchiaio colmo di corbezzolo (fiori) in 2,5 dl d'acqua bollente, lasciate riposare per 15 minuti e filtrate. Bevetene 1-2 tazze al giorno secondo le necessità. È un ottimo febbrifugo.

IMPACCO DI ACHILLEA

Fate bollire 2 cucchiai di achillea (pianta) in 1/3 l d'acqua. Utilizzate il decotto per fa-

re degli impacchi ogni mezz'ora sulla parte interessata da lussazioni.

DECOTTO DI ORZO

Bollite per 5 minuti in 1 l d'acqua 30 g di orzo (cariossidi), quindi lasciate riposare per 15 minuti. Utilizzate il preparato per fare gargarismi, in quanto svolge una salutare azione benefica nei confronti delle infiammazioni della cavità orale.

GARGARISMO ALLA ROSA

Preparate un infuso con 30 g di rosa (petali essiccati) macerati per 20 minuti in 1 l d'acqua bollente. Utilizzatelo per fare gargarismi contro il mal di gola.

INFUSO DI CASTAGNO

Ponete a riposare 1 manciata di castagno (foglie) in 1 l d'acqua bollente per 20 minuti. Filtrate e fate gargarismi più volte nel corso della giornata. Bevetene 2 tazze al giorno per combattere la tosse.

INFUSO DI PRUGNOLO

Ponete a riposare 20 g di prugnolo (frutti) in 1 l d'acqua bollente per 15 minuti. Filtrate e utilizzate per fare gargarismi contro il mal di gola.

INFUSO D'ISSOPO

Ponete in infusione 5 g d'issopo (sommità fiorite) in 1 dl d'acqua. Applicate compresse imbevute di infuso sulle piaghe.

OLIO ROSSO DI IPERICO

Per curare piaghe, ferite e ulcere, ponete a bollire a bagnomaria 50 g d'iperico (sommità fiorite) in 250 g di olio di semi per circa 1 ora, fino a ottenere un olio dal colore aranciato. Filtrate avendo cura di spremere bene la droga e conservate in una bottiglietta. L'olio d'iperico, chiamato più comunemente "olio rosso", è particolarmente indicato anche per massaggiare le parti indolenzite da sciatiche, artriti e reumi; si dimostra utile anche in caso di scottature.

INFUSO DI SANTOREGGIA

Contro il mal di gola ponete in infusione 4 g di santoreggia (parte aerea) in 1 dl di acqua. Fate sciacqui e gargarismi. È ottimo anche per le mucose boccali ulcerate.

CATAPLASMI DI CERFOGLIO

In caso di puntura d'insetti, triturate la pianta in un mortaio e applicate assieme al succo fresco sulla parte punta.

CATAPLASMA DI PREZZEMOLO

In caso di punture di insetto, applicate al più presto foglie fresche di prezzemolo tritate e il loro succo.

DECOTTO DI LIQUIRIZIA

Per affezioni quali il raffreddore, la tosse e la bronchite, ponete a bollire 20 g di liquirizia (radice essiccata) per 6-7 minuti in 1/2 l d'acqua. Bevetene 1/2 tazza al mattino e 1/2 alla sera. È un ottimo espettorante nel caso di catarri bronchiali.

INFUSO DI PRIMULA

In caso di raffreddore ponete a riposare 20 g di primula (fiori e foglie) in 1 l d'acqua bollente per 10 minuti. Trascorso questo periodo filtrate. Consumatene 2 tazze al giorno lontano dai pasti.

VIN BRULÉ

Ponete 5 g di cannella, 2 chiodi di garofano, 2-3 bacche di ginepro e 1 limone (scorza, solo la parte gialla) in 5 dl di vino rosso e portate a ebollizione. Al primo accenno di bollore passate un fiammifero acceso sui vapori per bruciare la parte alcolica, quindi spegnete la fiamma e aggiungete zucchero o miele. Filtrate e consumatene 1 bicchiere ancora caldo per combattere raffreddori e stati influenzali.

INFUSO ALL'ARANCIO

Miscelate bene 1 cucchiaio di sambuco (fiori), 1 cucchiaio di arancio (fiori), 1 cucchiaio di malva (foglie e fiori), 1/2 cucchiaio di tiglio (foglie) e 1/2 cucchiaio di camomilla (fiori), poi mettete il composto in infusione per 20 minuti in 1 l d'acqua bollente; filtrate e aromatizzate con 3 cucchiaini di miele e il succo di 1 limone. Bevetene 1-2 tazzine nel corso della giornata e utilizzate l'infuso anche per fare dei gargarismi per dar sollievo alla raucedine.

INFUSO DI SAMBUCO

Mettete in infusione 5 g di sambuco (fiori) in 1 dl d'acqua. Fate lavaggi o applicate compresse imbevute di infuso sulle zone interessate da scottature. È anche un ottimo rimedio come emolliente e lenitivo su foruncoli e contro le emorroidi.

OLIO DI CALENDULA

Mettete 10 g di calendula in 50 ml di olio di oliva, lasciate macerare il tutto in un vaso di vetro chiuso per 5 giorni, esponendo al sole e rimestando di tanto in tanto. Applicate l'olio di calendula su ustioni e arrossamenti.

INFUSO DI MALVA

Contro la tosse fate sbollentare 1 manciata di malva (foglie fresche) in 1 l di latte. Filtrate e aggiungete miele a piacere. Consumatene 4-5 tazzine al giorno.

VINO DI EUCALIPTO

Ponete a macerare 50 g di eucalipto (foglie contuse) per circa 10 giorni in un vaso di vetro ermeticamente chiuso assieme a 1 l di vino bianco dolce ad alta gradazione. Quindi filtrate e conservate in bottiglia. Consumatene 2 bicchierini al giorno, 1 dei quali mezz'ora prima di coricarvi. Questo vino dimostra proprietà antisettiche, balsamiche e anticatarrali, e aiuta a contrastare la tosse.

INFUSO DI CORIANDOLO

Ponete 1 cucchiaino di coriandolo (frutti) in 2,5 dl d'acqua bollente per 10 minuti, poi filtrate. Bevetene 1-2 tazze al giorno a seconda del caso. È una tisana utile in caso di vertigini e nausee.

DECOTTO AL LUPPOLO

Miscelate in maniera omogenea 10 g di luppolo (coni), 10 g di camomilla (fiori), 10 g di biancospino (fiori) e 10 g di arancio amaro (fiori). Dosatene 1 cucchiaio e ponetelo a bollire per 2-3 minuti in 2,5 dl d'acqua. Trascorso questo periodo lasciate riposare in infusione per 10 minuti e filtrate. Consumatene 1 tazza al giorno, 1/2 al mattino e 1/2 al pomeriggio, lontano dai pasti per contrastare le vertigini.

DECOTTO DI PARIETARIA

Mettete 5 g di parietaria (parte aerea) in 1 dl d'acqua. Applicate compresse imbevute di decotto per risolvere scottature leggere.

INFUSO DI PINO SILVESTRE

Lasciate riposare in 1 l d'acqua bollente 20 g di pino silvestre (gemme) a pentola coperta per 15 minuti, quindi filtrate. Consumate 1-2 tazze al giorno lontano dai pasti dolcificandole con 1 cucchiaio di miele. Serve a contrastare catarri bronchiali e tossi.Lo stesso infuso (2 tazze al giorno) è consigliato per curare i disturbi che colpiscono l'apparato urinario.

INFUSO DI MENTA PIPERITA

Contro il vomito, miscelate 3 cucchiai di menta piperita, 2 cucchiai di maggiorana, 2 cucchiai di angelica e 2 cucchiai di melissa. Mettete in infusione 1 cucchiaio di miscela in 1 ciotola d'acqua bollente. Lasciate riposare per 5 minuti e filtrate. Bevetene qualche cucchiaio nel corso della giornata.

INFUSO DI ANETO

Ponete 20 g di aneto (semi) a riposare in 1 l d'acqua bollente per 15 minuti. Filtrate e bevetene 1-2 tazze al giorno per calmare il vomito.

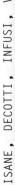

GLOSSARIO DELLE PROPRIETÀ DELLE PIANTE

Afrodisiaca: eccitante o stimolante in generale; in particolare, si dice di pianta che sembra esplicare quest'azione sugli organi genitali.

Amara: provoca l'appetito eccitando le ghiandole digestive e facilita la digestione nell'atonia gastrica.

Analgesica: allevia il dolore; le piante così definite sono in genere catalogate come *sedative*.

Anafrodisiaca: ha azione sedativa nei confronti dell'attività sessuale.

Antibiotica: si oppone alla proliferazione di microbi e batteri.

Antidiaforetica: riduce l'inconveniente della sudorazione eccessiva.

Antielmintica: agevola l'espulsione dei vermi intestinali. Sinonimo di *vermifuga*.

Antiflogistica: limita o annulla uno stato infiammatorio.

Antinevralgica: calma i dolori provocati da infiammazioni di nervi e derivazioni nervose.

Antipiretica: v. *febbrifuga*.

Antireumatica: combatte le sintomatologie dolorose dovute a reumatismi, cioè all'infiammazione dell'apparato scheletrico (articolazioni).

Antiscorbutica: utile a contrastare lo scorbuto data la grande ricchezza di vitamine (in particolare vit. C); l'impiego di questo tipo di piante sta oggi tornando in voga per equilibrare eventuali regimi dietetici e insufficienze alimentari.

Antisettica: disinfetta la zona colpita da infezioni.

Antispasmodica: si oppone agli stati convulsionali mitigando gli spasmi muscolari, ossia le contrazioni involontarie di un muscolo o un gruppo di muscoli. È quindi anche *sedativa* del sistema nervoso.

Aperitiva: favorisce l'appetito agendo sugli organi digestivi e le ghiandole. È spesso anche *amara*.

Aromatica: caratterizzata da profumo penetrante e gusto pronunciato per la forte presenza di olii essenziali (soprattutto in foglie e steli); oltre che a scopo terapeutico viene spesso usata per correggere i sapori in cucina, liquoristica e profumeria. Viene anche definita *tonica* e *stimolante* poiché eccita il funzionamento degli organi digestivi.

Astringente: limita gli stati infiammatori della pelle (su cui viene applicata esternamente) e restringe i vasi sanguigni (vasocostrittrice) riducendo quindi la secrezione dei liquidi. Riferito all'apparato intestinale il termine indica una pianta o sostanza utile a combattere i fenomeni diarroici.

Balsamica: svolge un'azione espettorante e sedativa nei confronti delle vie respiratorie.

Bechica: calma o elimina la tosse.

Calmante: agisce sul sistema nervoso, di cui diminuisce l'eccessiva attività; riduce l'irritabilità e agevola il sonno. In particolare: se calma la tosse è detta *bechica*; se allevia o sopprime i dolori *sedativa* (o *analgesica*); se riduce gli spasmi *antispasmodica*; se guarisce il mal di testa di origine nervosa *cefalica*; se provoca il sonno *sonnifera* (o *narcotica* o *ipnotica*).

Cardiotonica: stimola le contrazioni cardiache e regolarizza la frequenza cardiaca.

Carminativa: agevola l'espulsione dei gas intestinali.

Cefalica: v. *calmante*.

Colagoga: facilita la secrezione biliare e il suo deflusso dalla cistifellea all'intestino.

Coleretica: aumenta ed eccita la secrezione biliare.

Cicatrizzante: aiuta la guarigione di piaghe e ferite.

Decongestionante: riduce l'afflusso sanguigno in una data zona del corpo.

Depurativa: facilita l'eliminazione delle impurità dell'organismo attraverso i processi sudoriferi, diuretici e lassativi.

Diaforetica: favorisce la traspirazione cutanea (sempre, comunque, in modo leggero).

Digestiva: agevola le funzioni dello stomaco.

Diuretica: incrementa la produzione di urina, consentendo di eliminare attraverso essa impurità e tossine del sangue (urea, acidi urici, cloruri ecc.).

Drastica: agisce da energico purgante.

Eccitante: v. *stimolante*.

Emetica: provoca il vomito, ed è quindi utile in caso di indigestione o avvelenamento.

Emmenagoga: facilita e regolarizza la comparsa del flusso mestruale aumentandone l'intensità.

Emolliente: v. *antinfiammatoria*.

Emostatica: arresta il flusso sanguigno in caso di emorragie.

Epatoprotettrice: facilita le funzioni del fegato.

Espettorante: facilita l'espulsione della secrezione bronchiale.

Eupeptica: migliora la digestione.

Febbrifuga: abbassa la temperatura corporea. Sinonimo di *antipiretica*.

Galattagoga: aumenta la secrezione lattea.

Ipertensiva: aumenta la pressione sanguigna.

Ipnotica: vedi *calmante*.

Ipotensiva: abbassa la pressione sanguigna.

Lassativa: presenta moderate proprietà purgative.

Narcotica: vedi *calmante*.

Purgante: provoca l'evacuazione del contenuto dell'intestino, producendo un eccesso di secrezione e un aumento della peristalsi; sottintende un'azione più energica di *lassativa*.

Revulsiva: si usa per decongestionare un organo interno attraverso un'applicazione sulla pelle. Provoca rossore e sensazione di calore; può anche essere motivo di irritazioni locali o alla vescica.

Rinfrescante: calma la sete e diminuisce la temperatura del corpo e l'eventuale infiammazione. È una pianta *acidula*.

Sedativa: calma un eccessivo stato nervoso o doloroso.

Sonnifera: v. *calmante*.

Stimolante: aumenta l'attività e la vitalità eccitando il sistema nervoso e vascolare, e tutto l'organismo in generale.

Stomachica: stimola la funzione digestiva.

Sudorifera: favorisce la traspirazione e stimola la secrezione del sudore.

Tonica: rinvigorisce e corrobora l'organismo o una sua parte.

Vasocostrittrice: provoca il restringimento dei vasi sanguigni.

Vasodilatatrice: aumenta il calibro dei vasi sanguigni.

Vermifuga: v. *antielmintica*.

Vulneraria: applicata esternamente aiuta a guarire piaghe e contusioni.

INDICE DEI NOMI DELLE PIANTE

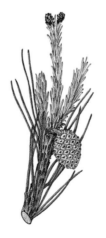

INDICE GENERALE